健 康 长 三 角
理论与实践丛书

总主编 严隽琪

精神专科医院医疗质量
综合评价研究

蒋 锋 刘庭芳 ——— 著

Research on
Comprehensive
Evaluation of
Healthcare Quality in
Psychiatric Hospitals

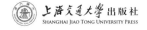
上海交通大学出版社
SHANGHAI JIAO TONG UNIVERSITY PRESS

内容提要

　　本书为"健康长三角理论与实践丛书"之一。本书主要梳理了医疗质量管理领域的国内外研究进展，探讨了精神专科医院管理的特点。本书运用科学的方法，系统性地构建了精神专科医院医疗质量综合评价指标体系；在实证研究的基础上对指标体系进行了进一步的优化，论证了医疗质量中结构—过程—结果之间的关系。同时本书对如何运用医疗质量管理工具提升精神专科医院医疗质量水平提出了建议。本书适合广大精神卫生工作者、医院管理者和研究人员参考使用。

图书在版编目（CIP）数据

　　精神专科医院医疗质量综合评价研究 / 蒋锋，刘庭芳著 . —上海：上海交通大学出版社，2021.9
　　（健康长三角理论与实践丛书）
　　ISBN 978-7-313-24243-3

　　Ⅰ.①精⋯　Ⅱ.①蒋⋯ ②刘⋯　Ⅲ.①精神病—医院—医疗质量管理—研究　Ⅳ.①R749

　　中国版本图书馆CIP数据核字（2021）第128043号

精神专科医院医疗质量综合评价研究

JINGSHEN ZHUANKE YIYUAN YILIAO ZHILIANG ZONGHE PINGJIA YANJIU

著　　者：蒋　锋　刘庭芳
出版发行：上海交通大学出版社　　　　　　　地　　址：上海市番禺路951号
邮政编码：200030　　　　　　　　　　　　　电　　话：021-64071208
印　　制：苏州市越洋印刷有限公司　　　　　经　　销：全国新华书店
开　　本：710mm×1000mm　1/16　　　　　　印　　张：15.25
字　　数：195千字
版　　次：2021年9月第1版　　　　　　　　　印　　次：2021年9月第1次印刷
书　　号：ISBN 978-7-313-24243-3
定　　价：78.00元

健康长三角理论与实践丛书
编委会

总主编

严隽琪

"健康长三角理论与实践丛书"序

我们每个人既是健康事业的建设者，又是受益者；既改变着健康环境，又受健康环境的影响。习近平总书记在2016年召开的全国卫生与健康大会上强调，要将健康融入所有政策，人民共建共享。2020年2月14日，习近平总书记在中央全面深化改革委员会第十二次会议上又强调，确保人民群众生命安全和身体健康，是我们党治国理政的一项重大任务。这为"健康中国"的实现指明了方向。

"全健康"需要摆脱单一的线性思维，身心兼顾，"防、治、康"并重，"医、工、理、文、体"一体化成为其重要的内涵。因为健康与科学知识、专业技术、药物器械等领域的进步有关，又与公共服务、金融服务、卫生政策、市场环境等系统的完善密不可分，所以现代健康事业离不开学科交叉、行业创新与全社会的合作；离不开大数据、互联网、精密机械、人工智能等高新技术的发展；离不开基层社会治理水平的不断完善；离不开对优秀传统文化的挖掘承扬。"全健康"既是国家强盛的表现，更是国民福祉所系。

当今世界，各种要素的流动空前活跃，任何一个人、一个家庭、一个城市、一个省市区，甚至一个国家都很难独善其身。在健康这个问题上，人类命运共同体的概念尤为突出。但从概念到现实，需要付出巨大的努力。长三角一体化已成为国家战略，长三角地区是在中国属于各方面基础条件较好的地方，如何能够在区域一体化方面率先做出探索，多省市协同，让长三角的老百姓尽快获得更普惠的高质量的卫生健康服务，让长三角成为健康中国的先行区，并形成经验，对全国的健康事业做出积极贡献，当是长三角的历史责任。

上海交通大学健康长三角研究院在2019年首届健康长三角峰会上宣告成立，这是区域协同、学科交叉的全新尝试，是上海交通大学积极承担社会责任和服务国家战略的充分体现，是交大勇于推进教育改革和开放式办学优良传统的继续。健康长三角研究院成立以来始终致力于贯彻落实"健康中国"和"长三角区域一体化"国家战略，立足长三角、放眼全中国，打造跨学科、跨部门、跨区域的政、事、产、学、研、创、智、用的开放式平台，力争边建设、边发挥作用。

正是基于此，上海交通大学健康长三角研究院决定推出"健康长三角理论与实践丛书"，旨在打造一套符合国情、凝聚共识、总结经验、推进合作的书系。本丛书将全面收集和梳理沪苏浙皖等省市在推动"健康中国"和"长三角区域一体化"国家战略进程中的主要举措、独特优势和角色定位，力图从体制机制、能力建设、人才培养以及风险监管等多个维度为各地推动健康长三角建设提供理论成果与实践借鉴。

期待"健康长三角理论与实践丛书"的推出，对推动健康领域研究，促进长三角健康事业发展，提升人民健康福祉，实现"健康中国"做出新贡献！

严隽琪

上海交通大学健康长三角研究院院务委员会主任

2020年9月

自　序

医院的医疗质量管理是医院管理的核心，而患者安全则是医疗质量的基石。要想促进医院医疗质量的持续改善，就需要对医疗质量进行监测与评价。

精神专科医院由于收治患者的特殊性，因此在运营管理上也具有与综合性医院不同的特点，综合性医院的多数医疗质量评价指标无法直接移植到精神专科医院去使用。同时，随着社会的发展，人民群众的精神卫生服务需求快速增长。精神专科医院作为重要的精神卫生服务提供方，面临着较大的服务供给压力，也面临医疗质量下行的风险。因此，亟须构建我国精神专科医院的医疗质量综合评价指标体系，以期监测、评价该类型医院的医疗质量，并为医疗质量的持续改进奠定基础。

迄今为止，国际上对精神专科医院医疗质量的评价与监测进行了诸多探索，而我国的相关研究较少。本书在系统回顾、总结相关领域研究进展的基础上，使用科学的路径和方法，研发适用于我国精神专科医院的医疗质量综合评价指标体系，并对如何提升医疗质量水平提出了一些建议。期望本书能对我国广大的精神卫生工作者、精神专科医院的管理者、政策制定者和相关领域的研究者，起到一些参考与借鉴作用。

本书的完成，要衷心感谢北京协和医学院卫生健康管理政策学院刘远立教授及其所领导的研究团队的大力支持！本书的出版还得益于上海交通大学出版社徐唯编辑的倾情付出，在此一并致以衷心的感谢！

由于条件所限，本书难免会有疏漏之处，恳请同道批评指正。

蒋　锋　刘庭芳

2020年9月

前　言

　　医疗质量管理是医院管理中的重要内容,对医疗质量进行评估、测量和改进一直是医院管理领域中的热点问题。当前,医疗质量管理研究多集中在综合医院,对精神专科医院的相关研究较少。近年来,由于精神卫生服务需求的持续增长,精神专科医院面临一定的医疗质量滑坡的压力,因此,监测和改进医疗质量是精神专科医院管理中的一项重要内容,特别是对于承担急、重型精神疾病住院收治任务的省级精神专科医院而言更是如此。由于精神专科医院的特殊性,综合医院所使用的医疗质量评价指标体系无法直接套用到精神专科医院上,因此需要有针对性地研发精神专科医院的医疗质量评价指标体系。目前在国际上,学者们已经针对宏观的精神卫生服务体系的医疗质量评价指标体系展开了一系列研究,但微观层面上的精神专科医院的医疗质量评价指标的研究仍然较少。本研究旨在探索适用于我国精神专科医院医疗质量评价的指标体系,因此具有一定的理论价值与实践意义。

　　第一,本研究使用改良的德尔菲法和层次分析法构建精神专科医院医疗质量的专家评价模型。在该板块中,笔者首先系统回顾医疗质量理论及测量指标上的研究进展,收集精神专科医院医疗质量测量相关的指标,并邀请20名相关专业的专家或学者参与咨询,用经过改良的德尔菲法和层次分析法构建出专家评价模型。在该模型中,共有3个一级指标、10个二级指标、34个三级指标。其中,结果质量指标的权重为0.614,过程质量指标的权重为0.211,结构质量指标的权重为0.175。在结果质量指标中,最重要的指标是基于精神科临床总体印象量表的疗效指数,其次是出院患者的总体满意度。

第二,专家评价模型的应用。本研究将精神专科医院医疗质量专家评价模型中的测量指标转化成三套调查表,分别为调查医院基础信息的机构调查表、调查出院患者住院病历相关临床信息的患者调查表(医生部分)、调查出院患者住院满意度的患者调查表(患者部分),并通过预试验进行调查表的信度和效度检验。本研究依托"全国进一步改善医疗服务行动计划"效果第三方评估项目,开展精神专科医院医疗质量评价的专项评估,收集32家省级精神专科医院的相关数据,使用专家评价模型对其进行实证评价。结果表明,专家评价模型的评价结果与同行心目中的排序基本吻合,专家评价模型的信度和效度均可接受。

第三,本研究基于"结构—过程—结果"的经典医疗质量理论,以专家评价模型为起点,利用偏最小二乘结构方程模型(PLS-SEM),对其进行优化。先构建出初始模型和饱和模型,再使用32家精神专科医院的实证数据,选定饱和模型为研究基础,剔除权重不显著的测量指标,优化得到修正模型。在修正模型中,共有3个一级指标、8个二级指标、14个三级指标,各测量指标的权重较专家评价模型中的测量指标权重有一定程度的改变。在此基础上,探讨结构—过程—结果三者之间的关系。

第四,本研究提出了运用医疗质量管理工具,特别是追踪方法学、品管圈、根因分析等工具,提升精神专科医院医疗质量水平的路径与方法,并对精神专科医院医疗质量监测系统的建设提出了建议。

基于上述基础,本书旨在提出适用于我国精神专科医院的医疗质量综合评价指标体系,以便为精神专科医院的医疗质量常规监测提供工具和手段。

目　录

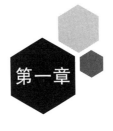

第一章

绪　论

第一节　医疗质量评价的相关理论

一、医疗质量的相关定义

质量（quality）这个词来源于拉丁文的"qualis"，意思就是本性。在工业社会中，质量主要是指产品的品质，其含义不同于物理学上与重力相关的质量的概念，也不同于哲学上质与量的概念。

质量一词，在20世纪被引入医疗领域，此后其内涵逐渐丰富起来。早在1918—1928年，美国外科学会的沃德（Ward）和庞顿（Ponton）就提出并建立了病例质量的评价方法。在1966年，美国医疗管理学大师多那比第安（Avedis Donabedian）首次提出医疗质量的三维内涵，即结构—过程—结果。该理念已成为医疗质量管理学的经典理论[①]。随后，他在1980年的专著中提出了医疗质量的概念，并且在1988年发表的文章中指出，医疗质量就是使用合理的方法（通过医疗服务的各个方面）来实现患者期望的目标（恢复健康）的能力。同在1988年，美国国会技术评估局（Office of Technology Assessment，OTA）也提出，医疗质量是指利用现有的医学知识和技术，在增加病人期望结果的同时，减少病人非期望结果的程度。美国医疗机构评审联合委员会（Joint Commission on Accreditation of Healthcare Organizations，JCAHO）于1990年提出，医疗质量就是在当今的医学条件下，对患者提供医疗照护，在增加有利结果的同时，减少不利于患者的结果出现的可能性的程度。美国医学研究所（Institute of Medicine，IOM）也于1990年提出，

---

① DONABEDIAN A. Evaluating the quality of medical care [J]. The Milbank Memorial Fund Quarterly, 1966, 44(3): 166-206.

医疗质量是增加个人或群体理想照护结果可能性的程度,并且此程度应该与现有的医学专业知识相一致。

多那比第安认为医疗质量是两个因素的产物:一是医疗卫生科学技术;二是医疗卫生科技在实际工作中的应用。因此,医疗质量具有如下方面的特性:有效性(effectiveness)、效率(efficiency)、最优性(optimality)、可接受性(acceptability)。这些特性组合起来,构成了医疗质量的内涵,当以某种方式对其进行测量,其测量结果就表示医疗质量的高低程度[①]。

(一) 有效性

实际上,有效性是指现在可以实现的健康改善的程度。医疗卫生科学技术在不同条件下所能达到的效果之间的区别,如图1-1所示。

假设有某种类型的患者有上呼吸道感染,但不严重,而且是自限性的。在纵轴上,有一个衡量其健康状况的指标,例如呼吸系统的功能。横轴表示时间。

如图1-1所示,患者从接近"健康"的特定健康水平开始,当疾病发作时,如图1-1中的实线所示,健康状况恶化一段时间后,由于疾病被假定为自限性,其健康状况又开始好转,最终达到了与开始时相似的水平。

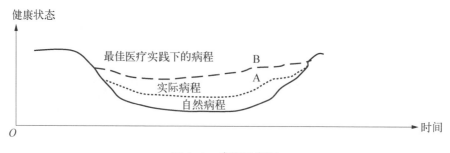

图1-1 病程示意图

---

① DONABEDIAN A. An introduction to quality assurance in health care[M]. New York: Oxford University Press, 2003.

在这种情景下,图1-1中的A区表示治疗效果。A区和B区的结合表示了最佳医疗实践的治疗效果。有效性就可以用分数A/(A+B)来表示,这是在实际操作中实现的健康改善与给予最佳医疗实践可以实现的健康改善的比值。因此,有效性是一个相对概念。

在这方面,必须注意到一些额外的考虑。

(1)有效性只与医疗科技所能达到的目标有关。在任何时候,它都受到这种能力的限制;随着这种能力的提高,判断有效性的标准也会随之提高。因此,"持续改进"的概念已经被置入模型之中。

(2)有效性的意义和度量取决于人们如何定义和衡量健康。

(3)这个模型代表的是概率,而不是确定性。衡量医疗护理的有效性,不是根据特定的病例或少数病例发生的情况,而是根据足够的病例样本来评估医疗护理的有效性。

(4)要完全实现这个模型,需要具备大量的信息。例如,对健康状况的衡量标准;未经治疗的疾病的自然病程;"最佳医疗实践"的具体疗效;在实际医疗实践中,该类型患者的整体情况的完整记录。

(二)效率

效率是指医疗机构在不影响患者健康改善的情况下降低医疗费用和医疗资源消耗的能力。这意味着,如果在给定资源和成本的情况下,提高患者健康改善的程度,或者如果以较少的资源消耗和成本获得相同程度的健康改善,那么效率就会提高。因此,除非患者健康改善程度不受影响或不降低,否则仅仅降低成本和资源消耗并不意味着效率的提高。由此可以推导出提高医疗卫生效率的三种方法。

(1)让医疗卫生从业者剔除有害、无用或不太有效的治疗处置方案,即临床效率的提升。这取决于医疗卫生从业者的临床知识和技能水平。

(2)更高效地提供医疗卫生服务。例如,如果医院以较高的入住率为运营原则,若不考虑别的因素,那么运营成本就会降低,效率就会得到提高。此外,还可以通过医疗流程优化(如药物的制备和给药程序),以减少给药错误的频率,从而降低管理成本。这种效率的提升称为生产效率或管理效率的提升,因为它取决于组织和管理决策,而管理者在这些决策中起决定性作用。然而,我们应该认识到,如果没有临床工作者的认同和参与,其中一些变革措施将很难被落实。

（3）以与预期健康改善相称的方式,在不同类别的病人(以年龄、性别、疾病种类等为分组特征)中分配医疗护理服务。换言之,资源被分配给可能病情更重或更可能从医疗护理中受益的人群亚组,即提升医疗资源分配的效率。

（三）最优性

最优性是指在患者健康改善与医疗成本优化之间取得最佳的平衡。这意味着医疗卫生服务的成本和效果之间存在着最佳平衡点。

为了理解这个概念,首先,假设我们有一位理想状态下的医生,他对健康改善和医疗成本都有很好的了解。这位医生是一个从不采取不必要的医疗护理措施的人,同时这位医生在医疗卫生方面具有足够多的资源。如果这个医生不采取任何措施,则患者的健康改善不会归因于医疗护理。但是,随着这个医生采取更多的措施,患者可以逐步实现更多的健康改善。相应地,医疗护理的成本也在上升,只是健康改善比成本上升的速度更快。然而,随着越来越多的措施被使用,健康改善的上升幅度变得越来越小。最终,无论医生采取什么措施,患者都无法获得进一步的健康改善。

为了尝试将健康改善与优化成本进行比较,必须用相应的计量单位,当健康改善转化为相应的等价物时,它们被称为益处。如何进行这种转换,以及如何精确地比较益处和成本,是卫生经济学要讨论的话题。为了进一步简化问题,本研究将从益处中减去成本,来表示最佳性。因此,最佳性会从小到大延伸到一个高点后开始下降。只要额外的收益超过额外的成本,它就会上升。当额外收益小于额外成本时,它就会下降。最佳性则代表了该曲线的拐点。由于健康改善的增长速度和成本的增长速度并不一致,因此最佳性的拐点一般不在健康改善的极大值处。最佳性对应着最适宜的医疗护理,健康改善的极大值对应着最有效的医疗护理措施。因此,该选用这两个标准中的哪一个来定义医疗质量? 这取决于是个人利益还是社会利益要得到维护。如果选择最优性作为质量标准,那么任何超出达到最优性所需的支出都将被视为浪费。换言之,选择健康改善的极大值作为质量标准,任何未达到极大值的,都将被认为医疗质量低下。

这又衍生出另一个问题:成本是不是医疗质量的内涵? 或者说医疗质量的定义应该独立于成本来考虑吗? 换言之,成本是医疗质量的一个组成部分,还是仅仅是购买医疗质量的价格? 在这一点上各方的意见并不统一。若是要同时评估成本和医疗质量,那么采取什么立场也无关紧要。但一般而言,成本应该是医疗质量定义的一个组成部分。

(四) 可接受性

可接受性是指医疗卫生服务对患者及其家庭成员的愿望和期望的遵从性。它涉及五个方面的内容:无障碍性,医患关系,医疗卫生设施,患者对治疗效果、风险和费用的偏好,公平性。

无障碍性是指人们获得医疗卫生服务的容易程度。这取决于空间因素,如与医疗卫生服务来源的距离以及交通的便利性和成本;也取决于组织因素,如医疗卫生机构开放接收病人的时间;还取决于经济因素,如患者的收入和医疗保险的水平;还取决于社会和文化因素等。

一般认为,在医患关系中,同理心、尊重、愿意花时间、努力解释、关注患者的偏好、礼貌是基本的要素。首先,这些属性本身就是必要的。它们体现了医疗卫生行业所珍视的价值观。此外,当这些属性出现时,患者不仅感到高兴,而且感到安心。因此,当患者有选择权,并且允许医疗服务提供者之间存在竞争时,良好的医患关系就成为医疗机构竞争成功的一个关键因素。通过这种方式，人们认识到医疗卫生系统也是一个市场。无论寻求医疗卫生服务的人被称为客户还是患者，我们都有理由相信良好的医患关系能激励患者参与合作，从而提高医疗护理的有效性。事实上，在许多情况下，正确处理医患关系本身就是最重要的医疗护理技巧。最后，医患关系还可能是医疗质量最敏感的指标。

医疗卫生设施的特征一般包括便利性、隐私性、舒适性、清洁度等。良好的医疗卫生设施有助于使患者接受医疗卫生服务的体验变得更好。

患者一般会认为健康状况的改善是医疗质量的首要属性，因此患者会将预期的健康改善与医疗护理相关的风险进行比较。但是，患者可能会以不同于医务人员的方式来评估这些医疗护理措施相关的效果、风险和成本。此外，不同患者在评价方式上有很大的差异。当这些差异的产生源于患者对所接受的医疗护理的后果无知时，教育就是一种补救办法。当这些差异源于经济原因时，社会对医疗护理服务的资助则有助于减少差异。即便如此，患者之间的差异依然存在。例如，有些人急于避免眼前的风险，而另一些人则愿意接受这种风险。同样地，有些患者更重视生命的质量，哪怕寿命相对短一些；而另一些患者则宁愿活得更长，即使生活质量相对较低。因此，上述考虑的结果就是，医务人员应花时间向患者或其亲属解释医疗护理方法的预期成本、可能风险和效果，并尊重这些当事人的知情意见。

医疗质量还有一个很重要的特征是公平性。公平的定义是遵守一定的原则，使得医疗卫生服务及其福利在特定人群中的分配是公正和公平的。显然，公平首先取决于获得医疗护理服务的机会，其次取决于医疗护理服务的有效性和可接受性。总的来说，医疗质量公平性的目标是消除年龄、性别、收入、社会阶层、居住地等社会人口学特征在医疗护理服务上的差异。但是，我们必须再次认识到，个人和社会偏好可能会对此进行干扰。例如,某些类别的人应该得到更多的照顾,因为与成本相比,健康改善的结果要大得多。与疾病治疗相比,对疾病预防的相对重视就是这种逻辑的另一个例子。因此,人们不禁要问,是否每个人都应该得到与"需要"对等的医疗护理服务?"需要"是由个人决定的,还是由医疗卫生专业人员的评估决定的? 进一步而言,与其按"需要"分配医疗护理服务,不如根据医疗护理的预期收益来进行分配。这些问题要在社会中通过社会共识来加以解决。

同时,医疗质量这一概念还有广义和狭义之分。

狭义的医疗质量主要是针对单一具体病例而言,也被称为传统的医疗质量。它包括四方面含义:① 诊断是否正确、全面、及时;② 治疗是否有效、及时、彻底;③ 疗程的长与短;④ 有无院内感染或医疗失误等原因给患者造成不应有的损伤、危害和痛苦[①]。

广义的医疗质量则是针对病种、科室、医院、医疗体系而言,其内涵除了狭义医疗质量之外,通常还包括:① 工作效率;② 医疗费用;③ 患者、社会对整体医疗服务的满意程度等。因此,广义的医疗质量往往不仅包括临床诊疗的质量,还强调患者满意度、医疗工作效率、医疗技术的经济效果以及医疗的连续性和系统性[②]。

准确地界定医疗质量的定义与内涵,是测量医疗质量的首要步骤。基于概念和内涵所发展出来的医疗质量评价框架,是测量医疗质量的关键。

二、医疗质量的经典评价框架

(一) 多那比第安评价框架

多那比第安作为医生和哲学家的同时,还是一名罹患癌症多年的

---

① 刘丹红,徐勇勇,甄家欢,等.医疗质量及其评价指标概述[J].中国卫生质量管理,2009 (2):57-61.

② 曹荣桂.医院管理学[M].北京:人民卫生出版社,2003.

患者，因此，他对于医疗服务本身有着更多的思考和更深入的理解。1966年，他在一篇开创性论文中，第一次提出了医疗质量概念的三维内涵，即结构—过程—结果。在此基础上，经过20多年的潜心钻研，他于1980—1985年出版了《医疗质量评估与监测》系列的3部鸿篇巨作。这3部巨著是他一生学术成就的集中代表，被公认为医疗质量领域的"圣经"。其"结构—过程—结果"模型，由于简洁易懂，接近医疗工作的实际，而被国内外的机构和学者广泛采用。在该模型中，结构是指影响提供医疗服务供给的全部因素，涉及人、财、物、组织机构特征、规章制度等；过程则指所有的医疗活动，包括疾病的防、诊、治、康等环节；结果是指医疗活动的全部产出，包括患者健康状况、生存质量、社会功能的改变，患者的体验与满意度，以及患者接受医疗活动所耗费的时间与金钱等①②。在这个模型中，结构、过程和结果并不是医疗质量的属性。它们是人们能获得的信息，人们可以据此推断医疗质量是否良好。只有在三者之间有一种预先确定的关系，即结构影响过程，过程影响结果，才能推断医疗质量的优势。

　　人们普遍认为，在某些方面，结构可能是医疗卫生系统能够提供的医疗护理质量的主要决定因素。由于医疗卫生系统在结构方面的特性非常稳定，这种优点使得结构的属性更容易被观察和记录。

　　相比之下，医疗卫生服务过程的详细特征可以给医疗质量评估提供有效的判断依据。在某些方面，这一论断是不言而喻的，因为"医疗护理质量"可以被理解为"医疗护理过程的质量"。尽管如此，医疗护理过程本身并不是医疗质量固有的特征。它源于预先建立的医疗服务过程和结果之间的关系，这种关系应该通过先前的医学研究加以证实。

① 朱士俊.医院管理学：质量管理分册［M］.北京：人民卫生出版社，2011.
② 曹荣桂.医院管理学［M］.北京：人民卫生出版社，2003.

可以看到，医疗护理过程比结构特征更直接地与结果相关。同样，它们更能识别医疗质量上的细微差异。医疗护理过程发生在现在，因此可以提供当前，甚至是即时的医疗质量指标。此外，医疗护理信息也很容易获得。例如，通过病历，或通过询问病人，或直接观察来获得。然而，医疗病历中通常不包含医患关系的相关信息。虽然病历记录可以告诉我们什么时候由谁做了什么，但病历记录一般并不能说明医疗护理服务的熟练程度和患者的满意程度。

作为评估医疗护理质量的依据，与过程相比，结果的优点更为明显。结果的评估是最受欢迎的，因为它可以相对合理地判断医疗护理服务对患者健康改善的影响程度。但是，必须明确一点，结果被定义为可归因于先前医疗护理服务的健康结局。换言之，如果一个人要用一个结果来判断医疗质量的高低，就必须明确，所给予的医疗护理服务是对观察到的结果负责的。然而，通常很难在前期医疗护理服务和后续结果之间建立起这种非常明确、没有混杂因素的联系。

这种归因问题的出现，部分是因为过程和结果之间的关系往往是不完全明晰的。过程和结果之间的这种概率性质意味着，在给定的情况下，或在少数情况下，我们不能确定给定的一组医疗护理服务过程最终会导致什么样的结果。检验这种关系需要大量的临床病例。即使观察过大量的病例，仍有进一步的困难需要克服。这是因为不同患者的医学、社会、心理和遗传特征各不相同，这些特征本身可以独立于过程或通过与过程的相互作用来影响结果。这意味着，在某些结果能够代表医疗质量之前，必须控制患者在这些特征上的差异，这些特征与医疗护理过程本身无关，这是一种被称为病例组合调整或者风险调整的程序。尽管在评估结果时，这些调整总是必要且有用的，但在精神卫生领域还没有非常完善的病例组合调整方法来评估医疗护理的质量。

然而，结果评估中的几个优势抵消了这些困难。当使用结果时，归因的困难被包容性的优势所抵消。即结果本身是聚集在一起的,任何对结果有贡献的投入,包括患者及其家属的贡献,都汇集到了结果上。过程评估则不容易做到这一点。结果评估的另一个优点是,结果不仅反映了医疗护理为患者做了什么,而且还反映了医疗护理过程的技巧及其熟练程度。虽然过程评估可以反映医疗护理的一些方面,但需要付出更多的努力来寻求所需的信息。

在评估结果作为医疗质量衡量标准时,也应考虑到相关信息的可用性和这些信息的性质,或者应考虑到过程的有用性。在医疗护理过程中发生的结果当然可以很容易地被观察和评估。事实上,正是通过评估这些同时发生的或者是中间的结果,医务人员才可以据此来指导医疗护理行为。但是,当结束医疗护理后才出现相关结果时,获得必要的信息则需要付出特别的努力。例如,需要询问患者或将患者叫回来做检查和随访。在某些情况下,只有在数年之后,才可以观察到医疗护理更长期的结果,而且时间越长,就越有机会让医疗卫生以外的因素介入,这就使得过去的医疗护理服务与长期结果之间的关系更加令人怀疑。

因此,在选择结果来测量医疗质量时,需要注意该结果必须与医疗护理的目标相关,并且结果必须通过精心的医疗护理才能实现。同时,不论结果的好坏,都必须首先归因于医疗护理服务,然后才能评估出医务人员对该结果的贡献程度。另一个必然要求是,必须能提供有关结果的信息,这不是一件容易的事,尤其是在信息的获得需要长期跟踪的情况下[①]。

由于"结构—过程—结果"模型的易用性,因而基于该模型产生了许多医疗质量评价体系、护理评价体系以及教育和服务评价体系。

---

① DONABEDIAN A. An introduction to quality assurance in health care[M]. New York: Oxford University Press, 2003.

（二）美国医学研究所评价框架

2001年，美国医学研究所（Institute of Medicine，IOM）出版了《跨越质量的裂痕：面向21世纪的新医疗体系》一书。在该书中，IOM提出医疗质量的评价存在如下六个维度：安全、有效、以患者为中心、及时、高效、公平。安全是指在提供医疗服务的过程中，患者没有受到伤害；有效是指患者接受适宜的医疗卫生服务后，产生了理想的健康状态；以患者为中心是指医务人员将患者的需求置于中心位置，在医疗过程中能围绕着患者的需求进行，能尊重患者的价值观，考虑患者的感受，让患者感到满意；及时是指医疗过程能减少患者的等待时间；高效是指在医疗过程中，医疗资源的使用效率高，并避免相关资源的浪费；公平是指医疗服务的供给不因患者的性别、年龄、民族、地理位置及其他社会经济地位的不同而有所差异。IOM模型后来被世界卫生组织（World Health Organization，WHO）所采纳，并成为另一个较为常用的医疗质量模型。

（三）经合组织评价框架

经济合作与发展组织（Organization for Economic Cooperation and Development，OECD）的23个成员在2001年共同发起了一项国际化的医疗质量评价项目（health care quality indicator project，HCQI）。在HCQI中，OECD发展出了四个层次的评价框架：健康、非医疗类健康决定因素、卫生系统绩效、卫生系统设计及政策背景。每个层次的评价框架又有若干评价维度。OECD在借鉴了英国、加拿大、澳大利亚、美国以及WHO等国家和组织的评价体系后，提出卫生系统绩效的评价框架为可接受性、可及性、适宜性、服务能力、持续性、有效性、高效、安全。医疗服务质量的评价则被包含在卫生系统绩效的评价框架之中。OECD提出，医疗服务质量的评价在考虑了患者的需求之后，应该包括三个维度：有效、安全、以患者为中心。

上述三个评价框架在不同的国家和地区得到了不同程度的应用。

由于多那比第安的评价框架更为简洁、直观，更为贴近临床实践，因此被奉为医院管理界的"圣经"，并得到十分广泛的应用。

三、常见的医疗质量评价指标体系

（一）国际医疗质量指标体系

20世纪80年代，美国马里兰医院协会在发布患者死亡等相关数据时发现，各个医院之间的医疗质量指标体系截然不同，医疗数据之间难以进行比较，因此有必要建立一套统一的医疗质量评价指标体系，国际医疗质量指标体系（international quality indicator project，IQIP）应运而生。该指标体系目前已成为全球应用最广泛的医疗质量评价指标体系之一。

IQIP有25类285项指标，可以用于评价针对急性病的医疗机构（如综合性医院）、长期照护机构（如养老院、护理院）、精神卫生机构（精神病医院）和社区保健机构（如社区医疗中心）。IQIP以强调医疗服务结果的评价、关注负性事件、注重指标的可比性为主要特征。

IQIP为了提高指标的横向和纵向可比性，非常注重指标的操作性定义。例如，对于使用医疗器械所致的医院感染发生率，其计算公式中的分子和分母均有严格、明确的规定。同时，IQIP还采用了疾病诊断相关分组（diagnosis related groups，DRGs）来精确地校正指标分值，使得各个医疗机构之间的医疗质量可以进行横向比较。另外，IQIP非常注重控制影响医疗质量的因素。例如，在评价手术部位感染率时，要根据手术风险的分级、患者手术切口的清洁程度、患者病情严重程度、手术持续时间等因素来调整控制该评价指标的分值。IQIP在此原则下，构建了非常翔实的评价指标体系。

以IQIP评价综合性医院医疗质量的指标为例，该子系统共有4个方面，21类256项，如表1-1所示。

表1-1 IQIP评价综合性医院的指标

一级指标	二级指标	三级指标
重症监护室相关	使用医疗器械所致的医院感染发生率	按医疗器械进行分类,共15项
	医疗器械使用天数	按医疗器械进行分类,共15项
	非计划重返重症监护室发生率	按重返时间进行分类,共4项
	镇静镇痛药物使用率	按病情、科室进行分类,共70项
手术相关	手术部位感染率	按手术种类、风险级别进行分类,共20项
	手术前预防性使用抗菌药物的时间	按手术种类、使用药物时间进行分类,共18项
	围手术期死亡率	按美国麻醉师协会标准进行分类,共6项
	非计划重返手术室发生率	按术后重返时间进行分类,共3项
患者安全相关	住院患者死亡率	按疾病种类、抢救失败进行分类,共12项
	新生儿死亡率	按新生儿体重、入院方式进行分类,共8项
	剖宫产率	按剖宫产不同情况进行分类,共5项
	因相同或相关疾病非计划再入院率	按疾病种类、入院时间进行分类,共12项
	门诊诊疗后非计划入院率	按检查项目、入院情况进行分类,共7项
	患者身体约束使用率	使用身体约束开始时间、按身体约束持续时间进行分类,共17项
	患者在院内跌倒的发生率及伤害程度	按跌倒发生率、伤害程度进行分级,共10项
	压疮发生率	按压疮程度及分期进行分类,共5项
	因相同或相关疾病非计划重返急诊科发生率	按重返时间、重返结果进行分类,共9项
服务流程相关	已挂号患者在急诊科的停留时间及处置	按停留时间、处置结果进行分类,共9项
	因X光报告错误或差异导致急诊患者调整诊疗的比例	1项
	已挂号患者未诊疗离开门诊的比例	1项
	已挂号患者取消当日门诊就诊发生率	按取消原因、科室进行分类,共9项

资料来源:杜亚玲,刘梦明,邓玉宏,等.国内综合医院医疗质量关键指标与IQIP的对比研究[J].农垦医学,2016(4):359-362.

IQIP需要采集大量的临床结果数据和患者诊疗信息，因此，对于医院的信息化建设有较高的要求。

（二）美国医疗保健研究与质量局医疗质量评价体系

美国医疗保健研究与质量局（Agency for Healthcare Research and Quality，AHRQ）医疗质量评价体系是在美国的医疗保健费用和利用项目（healthcare cost and utilization project，HCUP）的基础之上，由斯坦福大学循证实践中心和加利福尼亚大学旧金山分校，基于美国的常规住院数据开发出来的评价体系[①]。

AHRQ定期更新评价指标，并将指标提交给美国国家质量论坛（National Quality Forum，NQF），由NQF选取其中部分指标纳入指标库之中，并开放给医疗卫生服务者参考使用。由于AHRQ的评价指标需要使用DRGs以及患者的性别、年龄等因素来对评价结果进行风险调整，因此，AHRQ也提供了专门的免费软件（AHRQ QI Software）来进行数据分析和处理，使用者只需把感兴趣的指标数据填入相应的表格，软件会自动生成分析报告。

AHRQ目前已经公布了4套医疗质量指标子系统：预防质量指标（prevention quality indicators，PQI）、住院质量指标（inpatient quality indicators，IQI）、患者安全指标（patient safety indicators，PSI）、儿科质量指标（pediatric quality indicators，PDI）。每个子系统均有基础指标和综合指标两个部分，综合指标是在基础指标之上提炼出来的，可用来对机构之间或地区之间的医疗质量进行横向对比。

以住院质量指标子系统为例，该子系统从医疗卫生机构层面医疗服务数量、特定手术死亡率、特定临床状况死亡率、医疗服务利用率和地区层面医疗服务利用率5个方面对医疗质量进行评价。其中，综合评估指标中的特定临床状况死亡率已经被纳入NQF的指标库中，如表1-2所示。

---

① 黄艳群，张慧，王妮，等.基于美国住院病人样本的脑血管疾病预后影响因素研究进展[J].中国医院统计，2018，25（2）：111-114.

表1-2　AHRQ住院质量指标

分类	IQIs 指标	分类	IQIs 指标（综合评估指标）
医疗卫生机构层面——医疗服务数量	食管切除手术例数 胰腺切除手术例数 腹主动脉血管瘤修复手术例数 冠状动脉旁路移植术例数 经皮冠状动脉腔内成形术例数 颈动脉内膜切除术例数	特定手术过程死亡率指标	食管切除手术死亡率 胰腺切除手术死亡率 腹主动脉血管瘤修复手术死亡率 冠状动脉旁路移植术死亡率 颅骨切开术死亡率 髋关节置换术死亡率
医疗卫生机构层面——特定手术死亡率	食管切除手术死亡率 胰腺切除手术死亡率 腹主动脉血管瘤修复手术死亡率 冠状动脉旁路移植术死亡率 经皮冠状动脉腔内成形术死亡率 颈动脉内膜切除术死亡率 颅骨切开术死亡率 髋关节置换术死亡率	特定临床状况死亡率指标	经皮冠状动脉腔内成形术死亡率 颈动脉内膜切除术死亡率 急性心肌梗死患者死亡率 充血性心力衰竭患者死亡率 中风患者死亡率 消化道出血患者死亡率 髋关节骨折患者死亡率 肺炎患者院内死亡率
医疗卫生机构层面——特定临床状况死亡率	急性心肌梗死患者死亡率 充血性心力衰竭患者死亡率 中风患者死亡率 消化道出血患者死亡率 髋关节骨折患者死亡率 肺炎患者院内死亡率		
医疗卫生机构层面——医疗服务利用率	剖宫产率 首次剖宫产率 剖宫产后阴道分娩率 腹腔镜胆囊切除术操作率 老年人偶发性阑尾切除术操作率 双侧心脏导管插入术操作率		
地区层面——医疗服务利用率	地区冠状动脉旁路移植术操作率 地区经皮冠状动脉腔内成形术操作率 地区子宫切除术操作率 地区椎板切除术操作率		

资料来源：纪颖,薛迪.美国AHRQ医疗质量评价体系介绍［J］.中国卫生质量管理,2015,22（5）:110-114.

AHRQ医疗质量评价体系通过采集现有的医疗数据来进行分析，并且通过风险调整来校正评价结果，使得医疗质量的评价结果能够在机构间、区域间、国家间进行比较，因此有较好的使用前景。但是，不同的医疗机构其疾病编码不尽相同，为后续的风险调整带来一定的困难。另外，由于缺乏医疗过程数据的纳入，临床状况与医疗质量之间的因果关系难以精确判定。

（三）OECD的HCQI医疗质量评价体系

HCQI旨在建立一个可以在不同国家使用，能比较不同国家医疗质量的评价指标体系。HCQI目前有如下7个优先关注领域：慢性病的照护/不必要的入院、急性心梗/卒中/股骨颈骨折的急症处理、药物使用、患者安全、精神疾病的照护、癌症治疗、急诊患者的体验。

以精神疾病的照护为例，它包含的评价指标有：精神疾病患者的非计划再入院、精神分裂症患者的非计划再入院、双相情感障碍患者的非计划再入院、精神疾病（精神分裂症/双相情感障碍）患者的额外死亡率。

（四）WHO的医院质量改进绩效评估工具指标

WHO的欧洲办事处在2003年提出了医院质量改进绩效评估工具（performance assessment tool for quality improvement in hospital, PATH），其目的就是评价医院的绩效，并将评价结果应用到医疗质量持续改进过程之中。

PATH的评估框架有6个维度，包括4个横向维度和2个纵向维度，其核心评价指标如表1-3所示。

表1-3　医院质量改进绩效评估核心指标

维度/次级维度	评 估 指 标
治疗的适宜性	剖宫产率
医疗过程的一致性	特定手术预防性抗菌药物的使用

（续表）

维度/次级维度	评 估 指 标
医疗结果	特定临床情况的患者死亡率
	特定临床情况的再入院率
	特定临床情况的日间手术后住院及重返重症监护室率
	重点疾病/手术的48小时内向更高等级医疗机构的转诊率
	哨兵事件发生率
服务的适宜性	特定临床情况的日间手术率
医疗效率	特定临床情况的住院时间
治疗药物的性能	药品目录与用量（年度使用药物的价值/年度药物的消耗量）

资料来源：VEILLARD J, CHAMPAGNE F, KLAZINGA N, et al. A performance assessment framework for hospitals: the who regional office for Europe path project［J］. International Journal for Quality in Health Care, 2005, 17（6）: 487-496.

此外, PATH还会定期更新评估指标, 以期与国际上的其他医疗质量改进项目的评估指标相匹配。

（五）JCI的评估指标体系

美国医疗机构评审联合委员会（ Joint Commission on Accreditation of Healthcare Organizations, 简称JCAHO)在2007年更名为美国医院评审联合委员会(The Joint Commission, 简称TJC)。美国医疗机构评审国际联合委员会(Joint Commission International, 简称JCI)则是TJC的下属机构, 主要针对美国以外的医疗机构开展认证活动。

JCI迄今已经修订了六次医院评审标准, 其最新版的医院评审标准共有四个部分: 参加评审的要求、以患者为中心的标准、医疗机构管理标准、学术型医学中心医院的标准。每个章节均包含标准、含义和衡量要素等内容。

下面以医疗机构管理标准中的质量改进和患者安全活动管理的部分条款为例, 说明JCI的内容。

JCI的评价体系贯彻了以患者为中心、持续进行医疗质量改进的核心理念, 因而受到广大医院用户的认可。

表1-4　JCI医疗机构质量改进和患者安全活动管理的部分评审指标

维度	标准	衡量要素
质量和患者安全活动的管理	具有资质的人员指导医院质量改进和患者安全计划的实施,并管理在医院内开展的持续质量改进和患者安全计划活动	选择在改进方法和流程方面经验丰富的一位(多位)专家来指导 医院质量和患者安全计划的实施
		负责监督质量和患者安全计划的人员应选择并支持具有资质的质量项目人员,并为医院内负责质量和患者安全的人员提供支持
		质量和患者安全计划应对所有人员实施培训计划,且该培训计划符合员工在质量改进和患者安全项目中的角色
		质量和患者安全计划有责任定期向所有人员交流质量问题
监测指标的选择和数据收集	质量和患者安全项目人员协助选择整个医院的监测指标,并为整个医院的监测活动提供协调和整合	质量和患者安全计划应在整个医院层面以及部门或服务科室层面上,支持监测指标的选择
		质量和患者安全计划为整个医院的监测活动提供协调和整合
		质量和患者安全计划应追踪所选优先级监测数据的计划收集进展情况
	质量和患者安全计划使用当前的科学信息和其他信息来支持患者医疗服务、卫生专业教育、临床研究和管理	使用当前的科学信息和其他信息来支持患者医疗服务
		使用当前的科学信息和其他信息来支持临床教育
		使用当前的科学信息和其他信息来支持临床研究
		使用当前的专业信息和其他信息来支持管理
		在一个满足使用者期望的时间框架内提供信息

JCI的评审标准是用于医院评审的,不同于常规意义上的医院质量监测,但由于其广泛的影响力和受众范围,故而纳入本书进行介绍。其他的国际医院评审标准就不再赘述。

（六）澳大利亚卫生服务标准委员会的临床服务质量指标体系

澳大利亚于1974年成立了国家层面的卫生服务标准委员会(Australian Council on Healthcare Standard, ACHS)。ACHS开发了两套系统,一套是医疗机构的认证标准(evaluation and quality improvement program, EQuIP),另一套是临床评价使用的临床服务质量标准(clinical indicators program, CIP)。CIP于1989年开始研发并投入使用,主要用于医疗服务机构的医疗服务质量评价工作,其内容既包括医院层面的医疗质量评价指标,也包括各临床专业的医疗质量评价指标。CIP从过程与结果两个维度来进行评价,目前已经覆盖22个临床专科,共有353个评价指标。

CIP的过程评价指标包括:要求有相关记录的指标(如麻醉之前有麻醉师的访视记录)、与时间相关的指标(如急性心梗患者到达医院后30分钟之内进行溶栓治疗)、预防性指标(如术前预防性使用抗生素)。CIP的结果类指标包括:重返类指标(如非计划再入院)、死亡类指标(如冠脉搭桥手术患者的死亡率)、医院感染类指标(如手术切口感染率)、患者安全类指标(如手术后并发症发生率)、效率类指标(如平均住院日)等。

CIP可用于评价各类医疗服务机构,其定期更新的指标能够反映出当前的医疗服务环境,因此其收集和报告的数据有利于医疗质量的持续提高。

(七) 美国最佳医院评价体系

1993年,美国国家民意研究中心(National Opinion Research Center, NORC)制订了一套医院评价体系,并将评价结果以专栏的形式定期发布在《美国新闻与世界报道》上,其中上榜的医院就是美国最佳医院。其评价体系按照"结果—过程—结果"的框架进行设计,数据来源于美国医院协会的年度调查。

该评价体系中的结构指标涵盖服务的连续性、可及性等多个方面。具体指标包括开展的医疗技术项目数量、年度出院人数、全职注册护士人数、病床数等。

该评价体系中的过程指标通过同行评议所获取的声誉指数来表示。具体测量方法为:在每个被评价的临床专科中,随机抽取200名医师,每位被调查医师提名在本专业领域内水平最高的5家医院,然后统计各医院各专业获得提名的数量。

该评价体系中的结果指标仅有病死率。其测量方法为:根据病人的年龄、合并症等因素对死亡率进行调整,以调整标化后的死亡率作为评价依据。其数据源于美国医疗保险与医疗救助服务中心（Centers for Medicare and Medicaid Services, CMS）的年度资料库。

结果—过程—结果的指标权重均为1/3，最后用加权指数法计算出医院质量指数。

（八）美国百强医院评价体系

美国HCIA-Saehs研究所于1993年创立了名为百佳医院（100 Top Hospitals：Benchmarks for Success）的评价体系，以期提高医院的医疗质量和绩效。2001年，汤普森路透旗下的Solucient公司将该评价项目收入囊中。目前，该评价体系也被称为汤普森路透百佳医院排行榜。

目前的评价指标包括：风险校正后死亡率指数、风险校正后并发症指数、校正后平均住院日、次均医疗费用等9大类指标。最后通过加权指数法计算得分，得到每家被评价机构的综合分值。

（九）其他常见国际医疗质量评价体系

国际标准化组织（International Organization for Standardization, ISO）是世界上最主要的非政府间国际标准化机构，成立于1947年。1987年，ISO颁布了ISO9000系列标准，该标准被各行业广泛接纳和认可，并且也适用于卫生保健与社会公益事业。ISO9000：2008体系里有22个标准，其精髓就是如何预防犯错、少犯错或者尽量不给企业或组织犯错的机会。与医疗服务相关的标准有ISO9000族质量管理标准、ISO15189医学实验室标准、卫生信息类标准、医用材料和设备类标准。目前国内已经有一些医院通过了ISO9000的认证。

近年来，医疗质量评价体系在许多国家和地区都得到了蓬勃的发展，除了上述介绍的评价标准之外，还存在许多评价体系，目前约有100种评价体系[1]。下面将其中一些常见的评价体系做简要的介绍，如表1-5所示。

---

[1] KLASSEN A, MILLER A, ANDERSON N, et al. Performance measurement and improvement frameworks in health, education and social services systems: a systematic review[J]. International Journal for Quality in Health Care, 2010, 22(1): 44-69.

表1-5 其他常见的国际医疗质量评价体系

国　家	项目名称	实施年份	测量维度	条目数量
加拿大	安大略医院协会项目	1997年	效率、响应管理、以患者为中心	4类,47条
苏格兰	苏格兰NHS质量提高项目	2000年	临床有效性	7类,64条
丹麦	国家评价项目	2000年	临床有效性、效率、以患者为中心、安全	7类,87条
瑞士	协会结果项目	2000年	临床有效性、效率、以患者为中心、安全、响应管理	19类,118条
荷兰	荷兰医院绩效报告	2003年	临床有效性、效率、以患者为中心、安全、效率	3类,39条

资料来源：GROENE O, SKAU J K H, FROLICH A. An international review of projects on hospital performance assessment[J]. International Journal for Quality in Health Care, 2008, 20(3): 162-171.

由于医院医疗质量评价领域发展迅猛,评价项目众多,本书仅列举了部分评价项目。同时,由于医院评审与医院医疗质量评价存在区别[1][2],所以大部分医院评审项目未能纳入本书中。

四、我国医院医疗质量评价指标的研究进展

我国的医疗质量评价工作起步较晚。在20世纪50年代,我国借鉴苏联的模式,制定了我国第一套医院评价指标,用来评价诊疗效果和医疗效率,以此开启了我国医院质量评价的先河。

近年来,我国医疗质量评价指标方面的研究工作取得了丰硕的成果。我国卫生部(现国家卫生健康委员会)印发的《医院管理评价指南(2008版)》中,包括了医院管理、医疗质量管理与持续改进、医疗安全、医院服务、医院绩效5大板块,另外还提出了47项评价指标及其参考值范围。这些指标既包括手术前后诊断符合率等医疗结果指标,也包括

[1] 刘庭芳.中外医院评价模式分析与启示[J].中国护理管理,2012(1):10-13.
[2] 刘庭芳.中国医院评审往哪儿走?[J].中国卫生,2014(9):75-76.

医院资产负债率等医院运营指标。

许星莹等于2008年对我国医疗质量研究文献进行系统分析后发现,在140篇文献中,有15项指标出现频率最高,其中只有1项是环节质量指标,其余14项是结果质量指标,没有基础质量指标。这15项指标为:平均住院日、病床使用率、病死率、危重病人抢救成功率、出入院诊断符合率、出院人次、治愈率、院内感染率、手术前后诊断符合率、临床与病理诊断符合率、无菌手术切口感染率、病人满意度、门诊与出院诊断符合率、人均住院费用、3日确诊率。

卫生部医政司(现国家卫生健康委员会医政医管局)委托卫生部医院管理研究所(现国家卫生健康委员会医院管理研究所)组织实施中国医院医疗质量管理及评价系统(China healthcare quality indicators system,CHQIS)研究,于2009年发布该套指标。CHQIS共包括住院死亡率、非计划重返、不良事件3大类,如表1-6所示。

表1-6　CHQIS医疗质量评价指标体系

指标分类	一级指标	二　级　指　标
住院死亡相关	住院死亡率	新生儿住院死亡率
		根据出生体重四级分类新生儿住院死亡率
		根据出生体重四级分类直接入院新生儿住院死亡率
		根据出生体重四级分类转入院新生儿住院死亡率
	手术死亡率	DRG组手术死亡率
		关键手术死亡率
		围手术期总死亡率
		关键手术围手术期死亡率
		高死亡风险DRG组手术死亡率
		低死亡风险DRG组手术死亡率
		重返手术室总死亡率
		24小时、48小时、72小时重返手术室死亡率
	DRG组死亡率	高死亡风险DRG组死亡率
		低死亡风险DRG组死亡率
	关键病种死亡率	特定关键病种死亡率

（续表）

指标分类	一级指标	二　级　指　标
住院死亡相关	抢救失败率	DRG组抢救失败率
		手术抢救失败率
		关键手术抢救失败率
		关键病种抢救失败率
非计划重返相关	非计划重返手术室率	24小时、48小时、72小时重返手术室发生率
	非计划重返重症监护室率	24小时、48小时、72小时重返重症监护室率
不良事件相关	不良事件发生率	手术患者不良事件发生率
		DRG组不良事件发生率
		关键病种不良事件发生率
		关键手术不良事件发生率
	医院感染率	重症监护室中与使用呼吸机相关的肺部感染发生率
		重症监护室中与使用中心静脉导管相关的血液感染发生率
		重症监护室中与留置导尿管相关的泌尿系统感染发生率
		重症监护室中与使用经外周中心静脉导管相关的血液感染发生率
	手术部位感染率	NNIS风险指数0级、1级、2级、3级手术部位感染率
		关键手术的手术部位感染率
		关键手术NNIS风险指数0级、1级、2级、3级手术部位感染率
		手术医师关键手术NNIS风险指数0级、1级、2级、3级手术部位感染率
	压疮率	压疮I期、II期、III期、IV期发生率

方鹏骞等受卫生部（现国家卫生健康委员会）委托，构建了医院综合评价的结果指标之后，于2010年研发了我国医院综合评价过程指标体系。该体系含机构管理和患者安全2个一级指标，含医疗质量管理等10个二级指标，共有54个三级指标。其中，医疗质量管理的评价条目包括：质量管理质控体系的建立、医疗质量和医疗安全核心制度的执行、质量安全教育、基础质量管理、手术分级管理制度及重大手术报告

与审批制度、医疗技术管理、建立医患纠纷反应和处理预案等。总体而言，以上指标体系侧重在结构质量上进行评价。

我国卫生部（现国家卫生健康委员会）于2011年印发了《三级综合医院医疗质量管理与控制指标（2011年版）》。该指标体系共包含7大类指标，为三级综合医院的医疗质量评价提供了一系列结果监测指标。

辛有清等于2011年回顾了近10年的中文文献，通过系统评价的方法，确定了13项评价医疗质量的关键指标：病床使用率、出院者平均住院日、每医生年均门诊人次数、病床周转次数、危重病人抢救成功率、院内感染发生率、治愈好转率、出入院诊断符合率、基础护理合格率、患者满意度、人均业务收入、药品收入占业务收入比率、人均住院费用。该结果为后续的研究奠定了良好的基础。

周新歌等于2015年系统回顾了2007年至2014年的中文及英文文献，对医疗质量评价指标的引用情况进行了汇总分析。该研究发现中文文献中引用最多的27项指标为：住院总死亡率、实际病床使用率、病床周转次数、入出院诊断符合率、出院者平均住院日、出院人数、门急诊人次、入院确诊率、院内感染发生率、平均病床工作日、压疮发生率、临床和病理诊断符合率、手术总人次、手术前后诊断符合率、手术部位感染率、因相同或相关疾病非计划再入院率、病人跌倒发生率、治愈好转率、非计划重返手术室总发生率、甲级病案率、医疗不良事件发生率、重症监护室中与留置导尿管相关的泌尿系统感染发生率、非计划重返重症监护室总发生率、重症监护室中与使用中心静脉导管相关的血液感染发生率、手术并发症发生率、重症监护室中与使用呼吸机相关的肺部感染发生率、医疗投诉发生率。英文文献引用次数最多的16项指标为：术后败血症、医源性感染、术后肺血栓/深静脉血栓、压疮、术后出血或血肿、术后呼吸衰竭、手术异物遗留、医源性气胸、意外刺伤或裂伤、术后伤口裂开、术后生理代谢紊乱、术后髋部骨折、产科创伤、低风险组死亡率、麻醉并发症、新生儿产伤。由此可见，我国的医疗质量指标和国外的医疗质量指标相比,有不小的差异性。

　　综合上述研究来看,我国医疗质量评价体系领域的研究尚未达到理论统一的程度。在医疗质量应有的内涵、评价角度(从患者的角度,还是从医院管理者或政府管理者的角度)、评价对象(综合医院或专科医院、科室或病种、门诊或住院)、评价用途(监控质量、医生考核或者其他)等方面都尚未达成共识。由此产生的评价体系之间高度异质性,需要进一步深入研究和实践,以推动该领域的发展。

第二节　患者安全是医疗质量的基石

一、患者安全与医疗质量的关系

　　患者安全是指在医疗卫生服务过程中没有对患者造成可预防的伤害,并将与医疗卫生服务相关的不必要伤害降到可接受的最低限度。可接受的最低限度是指在现有知识、现有资源和提供医疗护理的环境下,与不接受医疗护理的风险进行权衡之后所获得的一个概念。美国医学研究所(IOM,1999)认为,患者安全是指在医疗过程中所采取的必要措施,以避免或预防对病人造成伤害或出现不良结果。美国医疗机构评审联合委员会(JACHO,1998)认为,患者安全是指病人在医疗过程中不发生允许范围以外的生理、机体结构或功能上的障碍、缺陷或死亡。美国医疗保健研究与质量局(AHRQ,2000)认为,患者安全是对于医疗过程中引起的不良结果或损害所采取的预防与改善措施。

　　从定义可知,患者安全关注的是规避不必要的风险和伤害,而医疗质量关注的是患者状态的改善。在医疗护理服务中,患者安全重在防御伤害,医疗质量重在追求积极结果,而要取得积极的结果,其基础就是规避不必要的伤害。因此,从这个角度上看,患者安全是医疗质量的基石。没有患者安全,盲目地追求医疗质量就是在舍本逐末,若患者本身已经处于不安全的境地,其健康改善就无从谈起,医疗质量也就失去了意义。因此,患者安全在医疗质量的研究中是一个无法回避的重要内容,其重要性怎么强调都不为过。

现有证据表明,相当数量的患者在接受医疗护理服务中受到暂时性伤害,或者受到永久性伤害、住院时间延长甚至死亡。不良事件的发生通常并不是因为医护人员故意伤害病人,而是因为当今的医疗体系是如此复杂,使得每个患者的治疗结果取决于一系列因素的共同作用,而不仅仅是单个医务人员的能力。当如此多的患者和不同类型的医务人员(医生、护士、药剂师、社会工作者、营养师等)参与其中,就使得医疗护理服务变得愈加复杂,确保患者安全面临的挑战进一步加大。患者安全是所有提供医疗服务的组织都要面临的问题。病人不仅可能受到滥用技术的伤害,他们也可能由于医务人员之间沟通不畅或延迟治疗而受到伤害。

尽管医疗卫生系统中的不良事件的危害早已被认识到,但在不同的医疗卫生系统和不同的医疗卫生职业中,对这些不良事件的认识和管理程度有很大差异。此外,一次不良事件或医疗差错在多数情况下只影响一个病人,在一个区域工作的医务人员可能偶尔才会经历或观察到一次不良事件。然而,不良事件或医疗差错并不都发生在同一时间或地点,这可能掩盖了医疗卫生系统中不良事件或医疗差错的危害程度。

大量患者的预后数据表明,大多数不良事件是可以预防的。Leape等人的一项里程碑式的研究发现,超过2/3的不良事件是可以预防的,其中28%是由于卫生专业人员的疏忽造成的[1]。他们的结论是,许多不

---

[1] LEAPE L L, LAWTHERS A G, BRENNAN T A, et al. Preventing medical injury[J]. Quality Review, 1993, 19(5): 144-149.

良事件是由于管理不善和医疗护理操作不规范造成的。许多研究证实，医疗差错在医疗卫生系统中普遍存在，其代价是巨大的。在澳大利亚，一年内的医疗失误导致多达 18 000 起不必要的死亡和 50 000 名患者的残疾[①]。在美国，医疗失误每年导致至少 44 000 起不必要的死亡和 100 万人受到医疗伤害[②]。由此导致的额外住院费用、诉讼费用、误工损失，每年高达 60 亿至 290 亿美元[③]。英国国家卫生服务局（NHS）每年支付大约 4 亿英镑来解决临床过失索赔。美国医学研究所估计，每年仅在医院就有 4.4 万至 9.8 万人死于医疗差错，从而使医疗差错成为美国第八大死因。而这些医疗差错若预防到位，每年将给美国节约 170 亿美元。

虽然公布数据的国家的不良事件发生率各不相同，但人们一致认为，不良事件导致的伤害是值得关注的。相对于媒体经常报道的灾难性死亡而言，患者更可能遭受到不太严重的伤害，比如伤口感染或褥疮等。

二、患者安全事故的预防

传统上，处理医疗失败和错误的方法被称为"人的方法"。我们将事件发生时直接参与患者医疗护理的人作为责任人，并追究他们的责任。这种医疗领域的"指责"行为一直是解决医疗问题的常见方式。在当前医疗护理的背景下，如果发现患者服用了错误的药物导致过敏反应，我们会寻找给错药的护士或医生，并将患者的病情归咎于他们。被认定负有责任的个人可能会受到惩罚。惩罚犯错误的人旨在向其他

① WEINGART S N, WIISON R M, GIBBERD R W, et al. Epidemiology of medical error[J]. BMJ Open, 2000, 320(7237): 774-777.
② INSTITUTE OF MEDICINE. To err is human: building a safer health system[M]. Washington, DC: The National Academy Press, 2000.
③ INSTITUTE OF MEDICINE. To err is human: building a safer health system[M]. Washington, DC: The National Academy Press, 2000.

人发出一个信号：错误是不可接受的，犯错误的人必须受到惩罚。这种假设的问题在于，它是建立在一种错误的信念之上的：犯错误的人是有意在做错事。然而我们知道，仅仅依靠惩罚犯错误的人，依靠医务人员"更加努力"是行不通的，工作重点应该是系统性地防止用药错误的发生。

在此背景下，Reason对不同行业中的案例进行了研究，并吸取了其中的经验教训，以理解医疗卫生行业中的不良事件。他认为只有采用系统性的方法，而不是指责医务人员的方法，才能创造一种更安全的医疗文化，因为改变人们的工作环境比改变人类自身的行为更容易。基于此，Reason创建了"瑞士奶酪模型"，以解释系统中不同层级的故障如何最终导致事故/错误的发生。其主要思想是：组织活动可以分为不同层面，每个层面都有漏洞，某一层中的故障通常不足以引起事故。现实世界中的不良结果通常发生在多个层面上（如沟通不良、监管缺乏、培训不足、技术不足等）。不安全因素就像一个不间断的光源，当刚好能透过所有漏洞时，事故就会发生。这些层面叠在一起，犹如有孔奶酪叠放在一起，所以被称为"瑞士奶酪模型"，如图1-2所示。

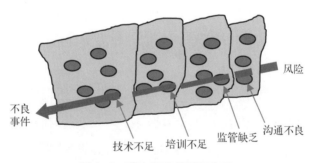

图1-2　瑞士奶酪模型示意图

Reason强调不要在所谓的事故发生后保持"事后诸葛亮"式的明智，因为大多数涉及严重事故的人并不打算出问题，他们通常是做了一些在当时看起来"正确"的事情，尽管他们"可能对自己行为的后果视而不见"。如今，大多数管理者意识到，"责备文化"不会将安全问题暴露出来，也不会自动消除潜在的隐患。因此，需要有适当的流程来识别和防御医疗护理服务中潜在的风险，例如定期检查系统中的所有方面，包括设备设计、服务程序、人员培训和其他组织特征。

全世界关于患者安全的辩论和讨论经常是从其他行业吸取经验，并应用质量改进工具和方法来改进患者的医疗护理过程，以尽量减少错误和失败。所有这些知识都提高了安全科学在医疗卫生服务中的地位。

由于认知心理学、组织心理学、工程学和社会学等其他学科的存在，患者安全作为一门学科的出现成为可能。应用这些学科的理论知识，可以发展医疗质量与患者安全方面的知识与技能。

在工作场所应用患者安全的原则和概念并不意味着医务人员必须具备医疗质量和患者安全方面的正式资格。相反，它需要医务人员运用一系列技能，在不同情况下都重视患者的安全，并认识到任何时候都有出错的可能。Reason强调，医务人员应该养成分享不良事件经历的习惯，在这种模式下，医务人员将通过学习迅速提升自身的患者安全意识，从而降低不良事件的发生率。

患者安全领域的改进，通常并不涉及财政资源的直接投入。相反，它们涉及医务人员对安全实践的承诺。医务人员可以通过与患者及其家属接触、检查程序、从错误中吸取教训以及与医疗团队进行有效沟通来确保患者安全。这样的活动还可以节省医疗成本，因为它们可以最大限度地减少对患者的伤害。

为了进一步促进患者安全，美国医院评审联合委员会每年发布年度患者安全目标。这些目标关注医疗护理中容易出问题的领域，并提出以循证或专家共识为基础的解决方案。2020年的《美国患者安全目标（医院版）》包括提高患者身份识别的准确度、加强医务人员间的有效沟通、提升用药的安全性、减少临床警报系统相关的危害、减少医院相关性感染的风险、医院识别其患者群体中的特有风险、防止手术或操作错误①。

　　类似地,中国医院协会每年也公布中国医院协会《患者安全目标》,2019年版的中国医院协会《患者安全目标》包括:正确识别患者身份、确保用药与用血安全、强化围手术期安全管理、预防和减少健康保健相关感染、加强医务人员之间的有效沟通、防范与减少意外伤害、提升管路安全、鼓励患者及其家属参与患者安全管理、加强医学装备安全与警报管理、加强电子病历系统安全管理②。

　　为了在全球范围内持续改善患者安全,世界卫生组织于2019年5月25日在第72届世界卫生大会通过了WHA 72.6号决议《患者安全全球行动》。该决议认为患者安全是全球健康的重中之重,并确定每年9月17日为世界患者安全日。2019年的首个世界患者安全日的主题是"患者安全:全球卫生重点",旨在强调全球范围内的所有利益相关者都必须优先考虑和解决患者安全这一重要的问题。2020年初暴发的新型冠状病毒肺炎疫情揭露了全球范围内医疗卫生工作者所面临的巨大挑战,因此,2020年世界患者安全日的主题为"患者安全的重中之重",该主题着眼于医疗卫生工作者的安全与患者安全之间的关系③。

① THE JOINT COMMISSION. 2020 national patient safety goals[EB/OL]. (2019-10-09) [2020-09-01]. https://www.jointcommission.org/standards/national-patient-safety-goals/.
② 中国医院协会.中国医院协会发布《患者安全目标》(2019版)[EB/OL].(2019-06-06) [2020-09-01].http://www.cha.org.cn/plus/view.php?aid=15808.
③ WHO. World patient safety day[EB/OL]. (2020-09-17)[2020-09-20]. https://www.who.int/patientsafety/world-patient-safety-day/en/.

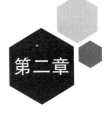

第二章

精神专科医院的医疗
质量评价进展

第一节　精神专科医院管理的特点

由于收治患者的特殊性,精神专科医院的医疗质量管理工作面临着巨大的挑战。因此,精神专科医院医疗质量的管理与综合医院或其他类型医疗机构相比,亦有鲜明的特点。

一、精神障碍的种类

为了合理地预防与治疗精神障碍,促进精神医学界的学术交流,精神障碍被按照一定的标准,进行分门别类。由于大多数精神障碍的病因和病理并不明确,因此精神障碍的分类主要是基于患者的症状。目前国际上影响最大、应用较为广泛的精神障碍分类系统是世界卫生组织的《疾病及有关健康问题的国际统计分类》(ICD),以及美国精神病学会的《精神障碍诊断与统计手册》(DSM)。

（一）ICD-10

ICD系统每10年做一次修订。2019年5月25日,第72届世界卫生大会审议通过了ICD-11。但目前广泛使用的仍是ICD-10(1992年)。ICD-10包括各科疾病,其中第五章则是针对精神障碍的分类,并为多数亚洲和欧洲国家所采用。

ICD-10中精神障碍的主要类别如下:

（1）F00~F09 器质性精神障碍。

（2）F10~F19 使用精神活性物质所致的精神及行为障碍。

（3）F20~F29 精神分裂症、分裂型及妄想型障碍。

（4）F30~F39 心境(情感性)障碍。

（5）F40~F49 神经症性、应激性及躯体形式障碍。

（6）F50～F59 伴有生理障碍及躯体因素的行为综合征。

（7）F60～F69 成人的人格与行为障碍。

（8）F70～F79 精神发育迟缓。

（9）F80～F89 心理发育障碍。

（10）F90～F98 通常发生与儿童及少年期的行为及精神障碍。

（11）F99 待分类的精神障碍。

ICD-10 中的精神障碍分类标准，对 300 多种精神与行为障碍进行了详细分类，提供了各种精神障碍的临床描述，详细叙述了每一种精神障碍的主要症状、临床体征和其他重要的相关特点，以及全面的诊断要点。

（二）DSM-5

DSM 是由美国精神病学会出版的、用来诊断精神疾病的指导手册，在美国及其他一些国家中被广泛使用。DSM-I 于 1952 年问世，其中载有 60 种不同的精神疾病。1968 年、1980 年分别出版了 DSM-II 和 DSM-III；1987 年出版了 DSM-III 的修订版 DSM-III-R；1994 年出版了 DSM-IV；2000 年出版了 DSM-IV 的修订版 DSM-IV-TR；2013 年出版了最新的 DSM-5。DSM-5 仍基于临床症状的现象学原则，采用描述性分类，将精神障碍分为 22 类，具体如下：

（1）神经发育障碍。

（2）精神分裂症谱系及其他精神病性障碍。

（3）双相及相关障碍。

（4）抑郁障碍。

（5）焦虑障碍。

（6）强迫及相关障碍。

（7）创伤及应激相关障碍。

（8）分离障碍。

（9）躯体症状及相关障碍。

（10）喂食及进食障碍。

（11）排泄障碍。

（12）睡眠—觉醒障碍。

（13）性功能失调。

（14）性别焦虑。

（15）破坏性、冲动控制及品行障碍。

（16）物质相关及成瘾障碍。

（17）神经认知障碍。

（18）人格障碍。

（19）性欲倒错障碍。

（20）其他精神障碍。

（21）药物所致的运动障碍及其他不良反应。

（22）可能成为临床关注焦点的其他状况。

在DSM-5中，精神障碍是以临床显著的个体认知、情感调节或行为紊乱为特征的一种综合征。它反映了个体心理、生理、发育过程中相关的精神功能障碍，但文化认可范围之内的社会偏差行为不包括在内。基于此，DSM-5共收录了157种精神障碍。DSM-5注重提高精神障碍的"诊断特异性"标准，即诊断标准严格排除没有精神障碍的人，同时注重降低精神障碍的"诊断敏感性"，即某些拥有精神障碍前驱症状的人不再被诊断为精神障碍患者。DSM-5还注重对患者的心理因素及社会功能的评估。

二、精神障碍的特点

目前看来，大多数精神障碍并没有明确的病因与发病机制，也没有明显的临床体征和实验室指标上的异常。心理因素、社会因素在精神障碍的发病中起着重要的作用，其症状表现复杂。一般而言，精神障碍病程迁延，容易复发，防治手段较为局限，疾病造成的经济和社会负担较重。

（一）疾病病因的复杂性[①]

精神障碍与躯体疾病一样，均是生物、心理、社会因素相互作用的结果。但生物学的易感性仅是精神障碍发病的必要因素，不足以解释全部病因。精神障碍的生物学病因大致上可以归结为遗传、感染、创伤、躯体疾病、营养不良、使用药物或毒物等。在大多数精神障碍患者中，遗传与环境因素的共同作用决定了个体是否发病。遗传因素与发病之间并非确定的因果关系。某些感染、躯体疾病与精神障碍则可能存在因果关系。心理、社会因素既可以作为病因在精神障碍的发病中起重要作用，也可以作为影响因素来扰动精神障碍的产生和发展进程。

（二）临床症状的多样性

精神障碍的临床症状通常具有如下特点：

（1）精神症状的出现不受患者主观意识的控制，即不是呼之即来挥之即去的。症状是否出现，以及何时出现，并不受患者本人的主观意志所控制。

（2）患者出现精神症状后，一般难以通过转移注意力来使症状消失。

（3）精神症状的内容与患者所在的客观环境不相称。

（4）精神症状不同程度地损害患者的社会功能，对其学习、工作或生活造成困扰。

（5）精神症状的临床表现多样化。常见的精神症状有：错觉、幻觉等感知觉障碍，妄想、思维破裂等思维障碍，注意涣散、注意增强等注意障碍，遗忘、记忆减退等记忆障碍，精神发育迟滞、痴呆等功能障碍，情绪低落、焦虑等情感障碍，意志增强、意志减弱等意志障碍，木僵、违拗等行为障碍，谵妄、昏迷等意识障碍。通常情况下，精神障碍患者对自身的精神状态缺乏正确的认识和判断能力，即自知力缺乏。

---

① 陆林.沈渔邨精神病学：第6版［M］.北京：人民卫生出版社，2018.

（三）疾病病程的迁延性

多数精神障碍病程迁延，绵延数年，甚至持续终生。例如，一部分精神分裂症患者为渐进性发展病程，或者每次发作都导致人格的进一步瓦解，病情不断加重，最终导致长期住院。

（四）治疗手段的局限性

精神障碍的治疗手段，主要分为药物治疗、心理治疗、电抽搐治疗等几大类。对于多数精神障碍而言，药物治疗是最重要、最常见的治疗手段，口服药物则是其中最普遍的治疗方法。心理治疗主要针对康复期的重型精神障碍、神经症性障碍等具有较好沟通能力和自知力的患者。电抽搐治疗则是针对有强烈自杀、自伤企图和行为的患者，极度兴奋躁动，拒食、违拗或木僵患者，以及药物治疗无效或不能耐受的患者，具有明确的治疗适应症。因此，总体而言，口服治疗药物，是治疗大多数精神障碍的主要手段。

（五）疾病预后的不确定性

精神障碍的预后具有高度个体化特点，无法一概而论。以精神专科医院经常收治的精神分裂症患者为例，大约有1/3的患者能获得临床痊愈，有1/3的患者则残留精神病理症状，剩下1/3的患者可能出现症状的恶化。即使是临床痊愈的精神分裂症患者，由于疾病深刻地影响了患者的生活，其康复之后回归社会之路亦是一种挑战。部分精神分裂症患者则陷入"住院—出院—复发—再住院"的怪圈，即出现"旋转门"现象。具体而言，具有发病年龄晚、起病急、病前人格相对健全、有明显的心理诱因等特点的精神分裂症患者，大概率具有相对较好的疾病预后。同时患者的服药依从性是影响患者治疗预后的一个重要因素。

三、精神专科医院医疗质量的相关规章制度

原卫生部于2005年印发的《医院管理评价指南（试行）》、2012年印发的《三级精神病医院评审标准（2011年版）》，原卫计委于2016年

发布的《医疗质量管理办法》，以及2012年10月26日全国人大常委会审议通过的《中华人民共和国精神卫生法》（以下简称《精神卫生法》）等政策法规，共同构成了精神专科医院医疗质量相关的规制体系。其中，《精神卫生法》的位阶最高、效力最强。

《精神卫生法》于2013年5月1日起实施，共有七章八十五条，它对精神卫生工作的方针和原则、管理机制、心理健康促进和精神障碍预防、精神障碍的诊断和治疗、精神障碍的康复、保障措施和法律责任等做了规定。其中第三十条明确规定："精神障碍的住院治疗实行自愿原则。诊断结论、病情评估表明，就诊者为严重精神障碍患者并有下列情形之一的，应当对其实施住院治疗：（一）已经发生伤害自身的行为，或者有伤害自身的危险的；（二）已经发生危害他人安全的行为，或者有危害他人安全的危险的。"这对于保护患者的权益，无疑具有重大的意义。然而在临床实践中，这条规则往往没有得到严格的遵守和执行。

《医疗质量管理办法》立足于加强医疗质量管理，规范医疗服务行为，保障医疗安全，其中总结提炼了18项医疗质量安全核心制度，要求医疗机构及其医务人员在临床诊疗工作中严格执行，包括：首诊负责制度、三级查房制度、会诊制度、分级护理制度、值班和交接班制度、疑难病例讨论制度、急危重患者抢救制度、术前讨论制度、死亡病例讨论制度、查对制度、手术安全核查制度、手术分级管理制度、新技术和新项目准入制度、危急值报告制度、病历管理制度、抗菌药物分级管理制度、临床用血审核制度、信息安全管理制度等。在精神专科医院中，手术、死亡、临床用血等病例出现的机会较少，但不等于完全没有，因此相关的制度同样需要执行到位，甚至由于此类意外情况比较罕见，更要引起医护人员的特别重视。

此外，《医疗质量管理办法》明确指出医疗机构是医疗质量的责任主体，医疗机构主要负责人是医疗质量管理的第一责任人，要求医疗质量管理实行院、科两级责任制来推进相关工作。

目前,我国大部分医院医疗质量管理的组织架构可分为三级:第一级是决策层,即医院的医疗质量管理委员会;第二级是管理层,即医院的医疗质量管理职能部门,如质管科、质控科等;第三级是执行层,即科室层面上的医疗质量管理小组。为了使医疗质量管理更上一层楼,有些医院则更进一步,设立四级医疗质量管理组织架构,即在上述三级组织架构的基础上,加入"全员质控",形成"院级质控—职能部门质控—科室质控—医护技质控员自查互控"四级质控网络①。

对于精神专科医院而言,一般需要在现有的基础上,设立专职的医疗质量管理部门,并将其从医务部、护理部等部门中独立出来,以便提升其话语权与权威性。更进一步地,甚至应该考虑将质管部门的行政级别提升半级,使其高于医务部、护理部等科室的级别,从而提升医疗质量管理在医院管理中的地位与作用。

四、精神专科医院管理特点初探

在精神专科医院中,管理者的管理能力对于医院的发展具有极端的重要性。一方面,因为精神疾病通常是慢性病,而且往往与社会环境有着重要的互动关系,因此对于精神疾病的管控需要有出色的管理能力。另一方面,精神专科医院作为独立的运行单元,能否为患者提供优质的医疗服务,能否在日趋激烈的医疗市场竞争中胜出,在很大程度上取决于管理者技能的高低。

管理是"通过人来完成事情的艺术"。它是进行或管理某件事(最初是一项业务)的行为(有时是艺术),以及深思熟虑地使用各种手段来达到预定目的。管理层需要指挥和控制一组人员或实体,以协调该组人员或实体来实现目标,通常包括人力、财务、技术和其他资源的部

---

① 易丽丹,刘庭芳.我国综合性公立医院医疗质量管理组织架构调查研究:以深圳市为例[J].中国医院,2017,21(12):28-32.

署和处理。管理有如下功能：① 计划，判断未来可能会发生什么并制订行动计划；② 组织，充分利用所需资源，使计划得以成功实施；③ 领导和激励，展示这些领域的技能，让他人在实现计划中有效发挥作用；④ 协调，使不同的人或设备协同工作以实现目标；⑤ 控制与监控，对照计划检查进度，根据反馈进行修改①。

医院管理并不是什么新鲜事物，它是运用现代管理理论和方法研究并阐明医院管理活动的本质和规律的科学。它既与医学相联系，又与管理学相联系，是一门交叉学科。

在医院管理中，目标管理（management by objectives，MBO）是一种达成目标的常用方法。管理层和临床单位负责人就在特定时间段（通常为一年）内要实现的目标达成共识。每个临床单位的目标是医院目标的一部分，是与卫生当局达成共识的结果。有些目标是集体的，而有些目标可以是个性化的。理想情况下，临床单位的负责人要在其权限内分享和分配目标。目标的实现（或未实现）一般会导致激励（或惩罚）。

质量管理是医院管理的重中之重。它建立在科学的基础上，包括对效率的研究。它可以包括控制成本的系统，同时也包括维持和提高质量的方法。其基本假设是成本控制和医疗质量提升可以并行。卓越的医疗质量通常取决于如下几个基本概念：结果导向，卓越就是取得令组织所有利益相关者满意的结果；以患者为中心，卓越就是创造可持续的患者价值；领导能力和目标的坚定性，卓越是有远见和鼓舞人心的领导，再加上目标的坚定性；过程和事实管理，卓越是通过一系列相互依赖和相互关联的系统、过程和事实来管理组织；员工发展和参与，卓越是通过员工的发展和参与最大限度地发挥员工的作用；持续学习、创新和改进，卓越是通过利用学习创造创新和改进机会来挑战现状和实现

---

① 弗雷德里克·泰勒.科学管理原理［M］.马风才，译.北京：机械工业出版社，2013.

变革；伙伴关系发展，卓越是发展和维持增值的伙伴关系；社会责任，卓越是超越了组织运作的最低监管框架，并努力理解和回应社会利益相关者的期望。

医院管理中另一个重要领域是风险管理。风险管理是一门应对未来事件可能造成的不利影响的学科。这一概念越来越多地被用于卫生部门。风险分析包括风险评估（识别潜在危害的来源，评估发生危害的可能性和发生危害的后果）、风险管理（对识别出的需要采取行动的风险进行评估，并选择和实施控制这些风险的程序），以及风险沟通（风险相关各方之间的互动对话）。医院的风险管理应遵循如下原则：全局高度，认识到机会的潜在价值和不利影响的潜在后果；前瞻视角，识别不确定性，预测潜在结果；开放的交流，鼓励在各级之间自由交流信息；综合管理，风险管理是管理的一个组成部分；连续性，保持警惕；共同愿景，集体沟通、共同目标和结果导向；团队合作，汇集人才、技能和知识。精神科医生在灾难和创伤事件中的处理经验使他们成为风险管理方面非常有价值的专家。

精神专科医院由于其业务内容的特殊性，在管理上呈现出如下特点：

第一，道德困境多，管理难度大。一个普遍的共识是，一部分精神疾病患者缺乏自决能力，并且容易拒绝接受诊断与治疗。在《中华人民共和国精神卫生法》中，精神疾病患者原则上是需要自愿接受治疗的。如何较好地处理这些患者，是一个棘手的问题。一般来说，社会已经制定了法律作为如何保护这一群体的准则。然而，现实世界是纷繁复杂的，法律的应用面临诸多困境。特别是针对《中华人民共和国精神卫生法》第三十条中"有伤害自身的危险的""有危害他人安全的危险的"相关内容的解读和判定，是相当棘手的。针对这方面问题，如何形成标准化的判断流程，规避风险，最大限度地保护利益相关者的权益是一个难点。

第二，服务内容多，管理范围广。相对于综合医院而言，精神专科医院的服务往往更注重患者的社会和心理方面的问题。在精神专科医院中，"社会—心理—生物医学"模式得到了充分的阐释。在疾病管理流程中，康复期的管理和社会功能恢复训练占有较大的比重。同时，精神专科医院往往还承担了精神疾病预防控制、健康宣教、科研教学和对外交流等任务。在人力资源配置上，除了医师、护士之外，精神专科医院往往还配置了心理治疗师、社会工作者、工娱治疗师等独具特色的工作人员。因此在医院管理中，需要充分考虑全病程的疾病管理特点和工作人员种类众多的特性，开展综合管理。

第三，社会责任重，管理压力大。精神专科医院虽然不会经常出现患者性命攸关的危急病情，但常常关乎社会的安全与稳定。精神疾病患者的肇事、自伤、自杀等现象时有发生，给患者及其家属、社会带来严重的危害。从群体角度而言，精神疾病患者特别是重型精神疾病患者被视为社会不稳定因素的来源之一，而精神专科医院相当程度上承担着这些患者的救治任务。

第四，突发事件多，管理要求高。精神专科医院中的患者，常常有无预兆的突发性冲动行为，对自身和其他患者，甚至对医务人员都可能造成伤害。所以在精神专科医院中，患者安全方面的管理是重中之重。患者安全、环境安全、医务人员安全是精神专科医院平稳运行的基础，只有精细化、高水平管理才能维护医院的安全，确保医院顺畅运行。

第二节　精神卫生服务质量评价研究进展

一、医疗质量评价在精神卫生领域的理论发展

精神疾病是影响全世界数亿人的疾病种类。尽管不同国家和地区

的患病率因使用的定义不同而有所不同,但流行病学研究表明,近50%的人在其一生中的某个时点上都可能会存在焦虑、抑郁、物质滥用和冲动控制障碍等方面的问题①。精神疾病不仅是普遍存在的,而且是有相当程度的危害的。罹患精神疾病所带来的婚姻、职业、学术和社会功能方面的损害通常大于许多慢性疾病所致的损害。精神疾病的医疗负担在全球范围内已经位居前列。

由于精神疾病是一个明确而紧迫的公共卫生问题,因此需要改善精神疾病干预措施的质量,提升效益。目前虽然医学界在精神疾病治疗领域取得了长足的进展,但既有努力似乎对减轻精神疾病负担的贡献相对有限。同时,在常规临床环境下,常缺乏循证评估和治疗效果监测;过度治疗和治疗不足并存;过分强调短期治疗效果而忽视长期功能康复的倾向,进一步加剧了精神疾病的负担。

在过去的三四十年里,精神卫生领域中的医疗质量评价和质量改善逐渐引起了研究人员和决策者的注意,因为这些手段有可能提高精神卫生服务的有效性,减轻精神疾病的治疗负担,同时在长期内降低治疗成本。质量评价和质量改善的目标多种多样,包括改善获得最佳治疗实践的机会,改善治疗结果,减少医源性伤害,提高治疗效率,等等。

由于精神疾病缺乏明确的病理学改变,疾病的治疗效果评估也缺乏像躯体疾病一样显而易见的评估指标,因此精神卫生领域的医疗质量研究也落后于躯体疾病的医疗质量研究。Roger等于1995年将医疗质量管理的理念和工具引入精神卫生领域,并且描述了精神专科医院进行医疗质量管理的一些经验和做法,由此掀开了在精神卫生领域开

① KESSLER R, CHIU W, DEMLER O, et al. Prevalence, severity, and comorbidity of 12-month DSM-IV disorders in the national comorbidity survey replication[J]. Archives of General Psychiatry, 2005, 62(6): 617-627.

展医院医疗质量管理的新篇章。Bickman 等于1997年进一步介绍了医疗质量评估的概念，并分析了其在精神卫生领域的应用前景。Kunze Heinrich 等于1998年介绍了精神病医院进行医疗质量评估的德国模式，该评价模型有3个维度，共计23项标准。Dickey 和 Hermann 等人于1998年8月指出在精神卫生领域需要引入更多的、更灵敏的、基于证据的评估指标来推动该领域的发展，促进临床治疗效果的提升。Hermann 等人于2000年撰文介绍了剑桥医疗联盟在精神与行为领域医疗质量管理的先进经验。剑桥医疗联盟的做法借鉴了多那比第安的结构—过程—结果理论、持续质量改进理论、Kaplan 和 Norton 的平衡计分卡理论，且在此基础上结合自身实际，提出了一些创新性的做法。但是其核心理念和评价框架尚不成熟。

随后，Hermann 和 Palmer 于2002年提出了精神卫生和物质滥用领域医疗质量评估如何选择核心评价指标的理论框架[①]。该理论框架认为，在选择评估指标时，首先需要认识到精神卫生体系的复杂性，因此指标的选择必须要有代表性；其次，需要关注到利益相关方的主要诉求，这些诉求应该反映到指标中来，如表2-1所示。

Hermann 的选择指标框架为之后的精神卫生医疗质量评价领域的研究指明了重要的方向。Hermann 于2003年又探讨了测量指标的标准、均值、常模和标杆等各种参考值的优缺点，并建议评估主体需要根据自身的评估方案来选取相应的参考值。2004年，Hermann 等利用改良的德尔菲法，构建了一个包含28条指标的评价体系，如表2-2所示。该评价体系体现了美国精神卫生体系的鲜明特点，因此被各国研究者广泛借鉴。

---

① HERMANN R C, PALMER R H. Common ground: a framework for selecting core quality measures for mental health and substance abuse care [J]. Psychiatric Services, 2002, 53(3): 281-287.

表2-1　精神卫生医疗工作质量评价指标选择框架

评价的属性		
有意义	可行	可控
评估的领域	精确细分	可理解的
临床重要性	数据可及性	使用者易掌控
满足利益相关方需求	可负担的	可解释的
循证	准确的	正态的
有效	可信的	标杆
质量标准	风险调整	标准
	私密性	

精神卫生体系的维度
过程维度
预防、就诊、检查、评估、治疗、持续、协调、安全
临床对象
诊断分组、合并症情况、流行程度、发病率、可治疗性
弱势群体
儿童、老人、少数族裔、欠发达地区的人
模式
药物治疗、电抽搐治疗、心理治疗、其他社会心理干预
临床单元
住院部、急诊、留观、社区、基础保健、护理屋、监狱
精神卫生系统的层级
人群、管理机构、供应系统、设备、医务人员、患者
评估的目的
内部质量改进、外部质量评估、患者就医参考、医保报销、研究

表2-2　精神卫生医疗工作质量核心评价指标

一级指标	二　级　指　标
治疗	精神疾病或物质滥用相关的患者在3个月内门诊治疗不多于13次,并有1次以上的访视
	在精神分裂症患者的初始评估阶段,医务人员访谈患者的家庭成员

（续表）

一级指标	二 级 指 标
治疗	精神分裂症患者的出院治疗药物剂量在300～1 000 mg的氯丙嗪等效剂量范围内
	在6个月内对于精神分裂症患者要有1次以上的访视,并处方非典型抗精神病药
	物质滥用相关的患者的初始治疗需要持续90天以上
	新罹患重症抑郁的患者在12周内有3次以上的药物治疗访视,或有8次以上的心理治疗
	重症抑郁患者在开始抗抑郁剂治疗后,持续服药时间超过12周
	18岁以下的精神疾病患者抗精神病药的出院治疗剂量相当于0.5～9.0 mg/kg体重的氯丙嗪
	护理屋里的痴呆但没有精神症状的住院患者的抗精神病药等效剂量大于200 mg氯丙嗪
	服用情感稳定剂的双相情感障碍患者在12个月内测过1次以上的血清药物浓度
	65岁以上的患者避免服用抗胆碱能抗抑郁剂
	住院患者在出院后6个月内有1次以上的心理治疗访视
安全	3个月内患者被物理约束的平均次数
	3个月内住院患者出现伤害事件的平均次数
	3个月内护理屋里的痴呆患者被物理约束的平均次数
	重症抑郁患者在初始评估中询问自杀观念
	3个月内非计划出院的次数
可及性	12个月内精神疾病患者接受了1次以上的精神卫生服务
	12个月内未能成功申请到精神卫生服务的人数
病情评估	精神疾病患者在初始评估时接受酒精及物质滥用方面的评估
	精神疾病患者在初始评估时接受躯体疾病方面的评估
连续性	患者在出院后7天内接受门诊访视
	共病精神疾病和物质滥用的患者在12个月内有4次以上的精神疾病访视和4次以上的物质滥用访视
	在初始访视后的12个月内有1次以上的访视
	精神疾病或物质滥用的患者在出院后的6个月内平均每个月有1次以上的访视
协调	与基层保健医生沟通住院患者的病情
	对于12个月内住过2次院的患者实施重点病例监护
预防	在12个月内对基层保健的患者实施抑郁症筛查

二、精神卫生领域医院医疗质量评价的应用进展

在过去几十年间，精神卫生领域的医疗质量评价越来越受到大家的重视，许多国家和地区都开发了具有自身特色的精神卫生评价项目。由于各地的精神卫生体系存在较大的差异，精神卫生医疗机构的角色各不相同，数据采集的途径不尽相同，因此这些精神卫生医疗质量评估项目各有千秋，都在一定程度上反映了该国家或地区精神卫生政策的优先关注方向。

下面将相关国家和地区或国际组织所开展的精神卫生评价项目做一个简要介绍。

（一）美国

在美国，心理健康治疗结果测量的历史是相当复杂的。几乎每个州都建立了自己的测量体系，其中比较有代表性的是俄亥俄州。

1988年，俄亥俄州制定了一项服务评估规则。这是一套综合性的规范步骤，用于衡量不同人群的临床结果、满意度、前哨事件和其他流程。俄亥俄州精神卫生部门（ODMH）制定了进一步的规则，以供医疗机构使用。该规则的监督权交给了地方委员会，然而地方委员会的监督力度各不相同：从监督到部分监督。

1993年颁布的《政府绩效激励法》明确了医疗改革的国家责任。俄亥俄州公共精神卫生系统的资源稀缺增强了ODMH改革的决心与动力。为了解决这些问题，1996年，ODMH召集了一个由患者代表、机构工作人员、当地精神卫生委员会工作人员和学者等多元主体组成的工作组，以开发一个标准化的结果报告系统为目的。上述工作组认为治疗结果是治疗计划的驱动力，它可以衡量质量改进的效果。在工作组的努力下，俄亥俄州确定了四个精神卫生服务结果的测量领域：临床状态、功能状态、生活质量和安全感。

俄亥俄州的经验表明，精神卫生服务结果测量若要取得成功，必须确保结果测量指标可靠、有效且尽可能短，并且确保参与者从参与中能

获益——患者可以从更好的医疗护理中获益,临床医生可以得到有益的反馈,管理者可以得到有用的项目数据反馈。另外,在上线前要构建完整的系统,确保在启动时有足够的功能可以运行。此外,精神卫生服务结果测量可以整合到临床流程和临床文档中,因为结果测量和临床评估的结构相同。

Herbstman和Pincus于2009年系统回顾了美国近年来开展的36个精神卫生医疗质量评估项目[1]。他们发现这些项目的发展程度及评估的范围各不相同,有些项目已经嵌入更大、更宏观的医疗质量评估项目之中,有些项目则仅限于精神卫生系统之内。这些评估指标也比较分散,存在于较为宽泛的范围之内。有些评估指标已经得到了较好的开发,但是由于数据收集方法的限制,没有得到较好的利用。

表2-3描述了美国国家和州层面上一些常见的涵盖精神卫生领域评价指标的项目。

表2-3　涵盖精神卫生领域的医疗质量核心评价指标

项目名称	开 发 者	指标的聚焦领域
护理屋的最小数据集	医疗保险和医疗补助服务中心(CMS)	患者的临床和功能状态
医师质量报告	医疗保险和医疗补助服务中心(CMS)	医疗服务的有效性和安全性
兰德和阿尔特鲁姆(Altarum)公司的评估项目	美国退伍军人健康管理局(VHA)	医疗服务的有效性、公平性、安全性、及时性、以患者为中心
国家临床结局测量项目	物质滥用和精神卫生服务管理局	发病率、教育/就业情况、社会联系、对医疗服务的感知、疗效—费用比、循证
精神卫生服务统计报表	物质滥用和精神卫生服务管理局	基于不同人群的患者满意度
医疗系统绩效比较项目(CHSP)	美国医疗保健研究与质量局	及时性、临床沟通质量、治疗质量、临床结局的感知、治疗方案的沟通

---

[1] HERBSTMAN B J, PINCUS H A. Measuring mental healthcare quality in the United States: a review of initiatives[J]. Current Opinion in Psychiatry, 2009, 22(6): 623-630.

（续表）

项目名称	开发者	指标的聚焦领域
抑郁症患者评估第Ⅱ期	美国卫生资源和服务管理局	抑郁症的疗效、预后、功能改善
精神卫生绩效指标评价框架	精神卫生项目总监全国联盟	公共精神卫生系统绩效
16个州精神卫生绩效评估联盟	精神卫生项目总监全国联盟	精神卫生政策、质量保证、计划、精神卫生服务的花费
改善医疗绩效的医师联合会	美国医学会	重症抑郁和物质滥用的疗效评估
住院精神疾病患者核心衡量指标	联合委员会	可及性、治疗计划和实施、以患者为中心、患者安全、治疗的持续性与衔接、临床结果
健康计划雇主数据集	国家质量保证委员会	有效性、可及性、满意度、费用、治疗方案的沟通

资料来源：HERBSTMAN B J, PINCUS H A. Measuring mental healthcare quality in the United States: a review of initiatives[J]. Current Opinion in Psychiatry, 2009, 22(6): 623-630.

Hermann等、Pincus等、Vargo等分别构建了适用于不同精神卫生体系的医疗质量评价指标体系。

2005年，Hermann系统介绍了全国精神卫生质量测量清单项目（national inventory of mental health quality measures），按照预防评估、可及性评估、病情评估、治疗评估、协调性评估、连续性评估和安全性评估这7个方面设定了275项测量指标[1]。表2-4展示了"住院精神分裂症患者服用抗精神病药物"的评估条目。

表2-4　住院精神分裂症患者服用抗精神病药物评估

1.摘要	本条目评估急性期精神分裂症住院患者出院时每天服用推荐剂量范围内抗精神病药物的比例
临床理由	抗精神病药物已被证明能有效治疗急性期精神分裂症，并能降低复发风险。随机对照实验证明了这些药物在300～1 000当量氯丙嗪剂量范围内的疗效。低于此范围，疗效可能会变差；高于此剂量，副作用会增多，且没有额外的治疗益处

① HERMANN R C. Improving mental healthcare: a guide to measurement-based quality improvement[M]. Washington, DC: American Psychiatric Publishing, 2005.

（续表）

2. 详细描述	
分母	所有在指定时期内以精神分裂症的诊断入院,并在出院时接受抗精神病药物治疗的18岁及以上住院病人
分子	所有在指定时期内以精神分裂症的诊断入院,并在出院时接受抗精神病药物治疗,剂量在300～1 000氯丙嗪当量范围内的18岁及以上住院病人
数据来源:	管理数据、临床病历
3. 指标的发展	
指标研发者	Lehman和Steinwachs
利益相关者	临床医生、研究人员
用户	美国精神病学会
4. 指标属性	
证据等级	AHRQ A级,具有良好研究基础的证据
5. 指标的使用	
当前状态	已经完成预试验,尚未开始常规应用
使用范围	研究性学习
参考文献	① LEHMAN A F, STEINWACHS D M. Patterns of usual care for schizophrenia: initial results from the schizophrenia patient outcomes research team (PORT) client survey[J]. Schizophrenia Bulletin, 1998, 24(1): 11-20. ② LESLIE D L, ROSENHECK R A. Use of pharmacy data to assess quality of pharmacotherapy for schizophrenia in a national health care system: individual and facility predictors[J]. Medical Care, 2001, 39(9): 923-933. ③ OWEN R R, THRUSH C R, KIRCHNER J E, et al. Performance measurement for schizophrenia: adherence to guidelines for antipsychotic dose[J]. International Journal for Quality in Health Care, 2000, 12(6): 475-482. ④ ROSENHECK R A, DESAI R, STEINWACHS D, et al. Benchmarking treatment of schizophrenia: a comparison of service delivery by the national government and by state and local providers[J]. Journal of Nervous and Mental Disease, 2000, 188(4): 209-216. ⑤ VALENSTEIN M, COPELAND L, OWEN R, et al. Delays in adopting evidence-based dosages of conventional antipsychotics [J]. Psychiatric Services, 2001, 52(9): 1242-1244.

资料来源: HERMANN R C. Improving mental healthcare: a guide to measurement-based quality improvement[M]. Washington, DC: American Psychiatric Publishing, 2005.

由此可见，良好的测量指标是建立在坚实的循证基础之上，并且需要有强大的信息系统来支撑，才能获得理想的效果。

Bardach等人于2018年研发了儿童精神科住院服务的医疗质量评价指标。该体系中包括急诊患者出院之前的精神状况评估、自杀患者的躯体约束、住院医生和门诊医生的病情交接、物质滥用的筛查、及时的精神卫生咨询服务、开始抗精神病药物治疗之前的个体评估、躯体代谢情况的基线数据筛查、物质滥用患者中的精神疾病筛查。

目前在美国使用的精神卫生医疗质量评价体系大约有60种①。各种指标体系各有千秋，应当选取哪种指标体系，取决于评价的目的和用途，以及所使用的环境。

（二）加拿大

在加拿大，医疗体系实际上并不是一个国家体系。医疗保健规划和支出不是加拿大中央政府的责任，而是加拿大地方政府的责任。地方政府在国家政策或战略管理的范围内，一定程度上独立地规划和管理卫生系统。加拿大最重要的一个原则是：所有医疗体系提供的医疗保健服务都是免费的。

以安大略省为例。它是加拿大最大的省份，人口数超过1 200万。在该省，有14个地方行政区，这些地区的社区精神卫生机构有几百个。因此，在结果衡量的范畴内，可以在许多层面上进行结果衡量。这导致了在加拿大全国范围内存在数十种甚至数百种衡量结果的评估工具。

安大略省社区心理健康共同评估项目于2006年秋季开始实施。该项目的目的是引导该省的社区精神卫生服务提供者选择和实施一种或多种临床常用评估工具，该工具最终还将为各级政府的规划和决策提供信息。经过多方面比较和考虑，安大略省指导委员会最终选择了坎

① HERBSTMAN B J, PINCUS H A. Measuring mental healthcare quality in the United States: a review of initiatives [J]. Current Opinion in Psychiatry, 2009, 22(6): 623-630.

伯韦尔需求评估量表(Camberwell assessment of need, CAN)① 作为省一级的评估工具,条件是需要对该工具进行进一步的开发。CAN审视个人生活的各个领域,并让评估员根据这些领域的需求状态是不需要、已满足还是未满足进行评分,然后对正式和非正式帮助提供的支持程度进行评分,最后指出是否需要额外的支持。安大略省负责实施社区心理健康共同评估的团队面临着一个重大障碍,即收集到的数据质量不高。究其原因,临床医生抱怨说,结果衡量是一种行政行为,占用了大量资源,对患者和医务人员几乎没有好处。管理人员则表示,他们往往有好几个月没有收到报告,而且这些报告往往难以理解,因此对改善当地服务几乎没有意义。规划者认为他们需要更好的信息以更有效地分配资源。管理者认为他们需要更多的信息来证明服务的有用性,并确定需要改进的地方。临床工作人员表示,他们希望得到更多关于他们服务质量的反馈,并帮助他们量化服务中的"差距"。患者则希望收集到的信息具有一定的一致性,这样他们就可以在任何地方获得相同的服务。为了获得高质量的数据,就需要获得相关人员的支持,即获得医务人员和患者的支持。因此,任何评估或衡量的主要目标都应该是直接服务于医务人员和患者,通过关注临床医生、患者重视的临床结果和医疗护理规划需求,数据的整体可靠性和有效性才有望得到提高。

整体而言,加拿大目前的精神卫生评估体系与美国存在许多的相似之处。例如,艾伯塔精神卫生绩效监测框架有85个指标,主要关注6个方面:精神卫生服务的接受度、可及性、适宜性、有效性、效率和安全性。新布伦瑞克精神卫生绩效指标体系则主要聚焦于4个方面:有效性、效率、可及性和可接受性。同样,萨斯喀彻温的社区项目评估则主

① PHELAN M, SLADE M, THORNICROFT G, et al. The camberwell assessment of need: the validity and reliability of an instrument to assess the needs of people with severe mental illness[J]. The British Journal of Psychiatry, 1995, 167(5): 589-595.

要评估可接受性、可及性、适宜性和有效性。

（三）英国

自20世纪90年代开始，精神卫生服务结果——由于干预而对患者健康状况产生的影响——逐渐成为英国人关注的主要焦点。其中，儿童国家服务框架指出了儿童和青少年心理健康服务常规评估的必要性。对于成年患者而言，人们越来越注重集中收集最低限度的结果数据，从而形成了一种专门针对心理健康的信息战略。这便是心理健康数据集的基础，该数据集于2000年推出。其目标很明确，就是为当地临床医生和管理者提供更好的临床审计、服务规划和管理信息。然而，临床医生并不认为填写病人的表格有很高的价值，因此在病人评定的结果测量方面也没有实质性的主动性。

总体而言，在英国，目前存在几种不同的精神卫生质量指标体系。例如，世界一流委员会的医疗质量测量包含57项指标，其中有几项是与精神卫生相关的，包括药物治疗的等待时间、与酒精相关的伤害导致的入院率、精神卫生服务的覆盖率等。

数据平台主要是用于测量精神卫生服务供给是否平等。该评价体系主要关注的是精神卫生服务的可及性，主要指标有早期干预的可及性、危机干预和家庭治疗的可及性、心理治疗的可及性、社区治疗督导的可及性、社区社工的招募等。

这些评价指标体系主要针对整个精神卫生系统，并非专门针对精神专科医院的医疗质量评价。

（四）澳大利亚

澳大利亚被认为是精神卫生服务常规结果衡量的世界领先者，它是第一个在全国范围内开展这项工作的国家①。此后，其他一些国家也

---

① SLADE M. Routine outcome assessment in mental health services［J］. Psychological Medicine, 2002(32): 1339–1343.

走上了类似的道路。自1992年澳大利亚实施国家心理健康战略以来，心理健康结果测量一直被列为澳大利亚的优先议题，其具体目标之一是"定期审查向有严重精神健康问题和精神障碍患者提供服务的结果"。将这一政策目标转化为实际行动并非易事。因为当时该领域是相对空白的地带，没有可借鉴的国际先例，也不清楚什么样的结果测量方法是合适的。针对这种情况，澳大利亚资助了几项主要的研究和开发活动，对可能适合成人使用的潜在结果指标进行了审查。其间，英国伦敦皇家精神病学院的约翰·温教授来到澳大利亚，为成人健康评估以及心理健康分类和服务成本（MH-CASC）项目提供专业支持。由他们开发的国家健康结果量表（Health of the Nation Outcome Scale，HoNOS）作为衡量健康状况的候选工具，在澳大利亚越来越受到青睐。此外，澳大利亚州和地区一级的相关研究也在不断深入。1996年，维多利亚州率先在五个地区的精神卫生服务中展开研究，旨在检验HoNOS作为常规结果测量工具的效用，并帮助建立常规结果数据收集和分析的规则。该研究表明，常规结果测量是可能的，并指出了HoNOS作为一种测量方法的优点和缺点。

1999年，澳大利亚政府发表了声明，各州和各地区必须将患者健康结局衡量作为提供医疗服务的核心组成部分，定期向澳大利亚政府提交衡量结果。作为回报，澳大利亚政府承诺向各州和各地区提供资金，开发全面的地方临床信息系统，培训临床工作人员，并设立3个国家专家组（成人、儿童/青少年和老年），就精神卫生服务中常规结果数据的收集和使用提供咨询意见。

针对这些项目，澳大利亚临床医生和患者就常规结果测量的优缺点表达了一系列的观点。临床医生对推行常规结果测量背后的潜在动机表示怀疑，同时对他们自己使用结果数据的能力表示信心不足。这并不是说所有的临床医生都有这些担忧。事实上，人们的看法是相当复杂的。由此可见，在精神卫生领域执行结果测量并不是一件容易的事。

当然,在地方层面上,不乏一些成功的案例。例如,维多利亚州的 Barwon Health项目。维多利亚州自1996年以来一直支持在日常临床实践中纳入结果衡量评分。早期,人们认识到,结果测量需要嵌入日常的文书工作中,如果有机会在日常临床实践中开展健康结局评价,那么立即向临床医生反馈评价结果是很重要的。Barwon Health开发的软件用于收集数据并提供图形化反馈,从而使临床医生能够对医疗结果进行比较。

澳大利亚的案例为其他开展类似活动的国家提供了一些经验。在服务文化中嵌入常规结果度量并不是一夜之间发生的,而是一个渐进过程。没有适当的政策指导、充足的资源和强有力的领导,是不可能实现的。或许最重要的是,它必须受到临床医生和患者的重视。如果这些条件都具备,那么常规结果测量就可以提升精神卫生服务质量。

澳大利亚国家精神卫生评估框架定义了9个维度的指标,包括服务效率、有效性、适宜性、可及性、连续性、响应能力、服务能力、安全性和可持续性。澳大利亚公共精神卫生服务部门还使用一系列治疗结果指标来监测和评估精神卫生服务领域的医疗质量。澳大利亚还有十余种精神卫生评价体系,但无一例外,这些评价体系都属于公共精神卫生领域的范畴,并非针对专门的精神专科医院。

(五)新西兰

新西兰是一个相对较小的国家,大约有400万人口。国内种族多样,包括一定数量的亚洲人。新西兰的精神卫生服务有30%是通过非政府组织提供的,而澳大利亚的这一比例只有5%。

新西兰的卫生绩效评估指标深受澳大利亚的影响,新西兰的整体卫生绩效评估框架与澳大利亚相似,涵盖了9个维度:有效性、适宜性、高效、可及性、持续性、反应性、服务能力、安全性和可持续性。

新西兰卫生部精神卫生委员会制定的评估指标中包含经费投入、可及性、急性期患者管理率和住院日、治疗的持续性、治疗效果等。新西兰的评价框架仍然是针对整个精神卫生体系，不是针对某一具体医院的。

新西兰的经验教训可以总结为两点：首先，利用信息技术（IT）保存数据和及时有效地提供反馈。IT基础设施的缺乏可能是导致临床医生对表单填写重视程度较低的一个重要原因。其次，精神病医生对结果测量的抵触情绪较强。这并没有因为相关教育的数量和质量的提升而有较大改变。他们在工作中的精力越来越被填表任务所分散，他们认为填表对患者通过心理健康系统取得进步几乎没有额外的好处。

（六）德国

与许多西方国家不同，德国医疗体系的组织是"多中心"的，也就是说，没有一个中央机构对服务提供的规划负全责。德国政府只能提供一个法律框架，并确定总体目标。联邦当局、16个州、地方当局和半官方组织共同承担具体责任。

在德国，医疗质量管理的法律基础是1989年通过的《卫生改革法》和2000年1月生效的《社会法典（修正案）》。根据以上法律，卫生服务提供者对其提供的服务的质量负有责任。医疗卫生服务必须符合当前的科学条件，并且必须符合专业的标准。法律还规定，经认证的医院、诊所和康复诊所必须引入质量管理体系加强质量管理。

在德国，衡量成果和积极使用成果数据的努力仅限于在特定环境中或在地方上进行。雷根斯堡大学（Regensburg University）的一个团队开发了一个基础文档系统（BADO）。该系统已被德国精神病学和心理治疗协会推荐给德国精神病医院使用。目前许多德国精神病医院仍在使用该系统。BADO有大约70个项目，重点评估患者的社会人口学特征（如年龄、性别）和疾病特征（如疾病诊断），以及治疗要素（如药物和心理治疗）。临床医生要求完成大体功能评估量表（GAF）和临床总体印象（CGI）的评估。BADO的主要缺点是对结果的标准化评估的关注有限，使用了相当粗糙的测量方法。

自2004年以来,国家健康结果量表(HoNOS)在德国作为临床医生对患者精神疾病严重程度的评级依据,在临床实践中经常将其作为结果质量的反馈工具。此外,德国精神病学协会推荐的针对抑郁症的治疗质量指标涵盖6大领域:抑郁症的侦测、自杀倾向的识别、治疗目标的设定、药物治疗、心理治疗和电抽搐治疗。

德国的精神卫生体系非常强调结构质量。目前正在进行的精神卫生医疗质量项目则侧重于考查治疗的效果和成本。

(七)挪威

在挪威,近三分之二的成年人精神疾病住院服务在医院的精神病区,其余的在社区精神卫生中心。四十年前,除了在研究中,挪威的精神卫生服务很少使用结果测量。在过去的三十年里,挪威在临床工作中对结果测量增加了,但通常更具选择性,而不是以系统性的方式来测量所有患者。临床医生更倾向于在评估阶段基于测量结果来规划治疗方案,而不是在治疗的最后阶段重复使用这些测量工具来测量治疗结果。

挪威卫生和社会事务局制定了社会和卫生服务质量国家战略,其中有效服务被定义为医疗质量领域的内容。然而,挪威并没有立法框架具体要求在卫生服务中使用这些测量措施。

1999年,挪威卫生和社会事务局决定,从2000年起,所有精神卫生服务机构都应使用国家最低限度的数据集,这一国家数据集包括大体功能评估量表(GAF)。挪威所采用的测量工具几乎都是从其他国家引入的,包括症状自评量表(SCL-90)、简明精神病评定量表(BPRS)、国家健康结果量表(HoNOS)、贝克抑郁量表(BDI)、阳性和阴性症状量表(PANSS)等。

挪威的国家医疗质量指标评价体系借鉴了美国IOM的评价框架,与精神卫生相关的有7个条目,包括精神疾病患者的非自愿入院率、首诊等候时间、具有完整的ICD-10诊断的患者比例和个性化的治疗方案等。

在挪威,实施结果测量最成功的尝试是在精神科临床医生参与的研究网络中进行的。因此,根据挪威的经验,以临床研究和实践为重点的诊所网络可能是在更大范围内推行结果测量的最佳途径之一。

在常规实践中实施结果测量的另一种方法可能是对所有患者都使用结果测量,但测量的工具应基于目标群体、治疗事件和时间来精心选择。由于任何大规模的结果测量的实施都需要得到卫生当局、管理人员、临床医生和患者的支持才能成功,因此,重要的先决条件是确认培训效果、使用结果测量所需的时间和资源、充分的IT支持、各利益相关方的内在动力等。

(八)日本

日本厚生劳动省发布的精神卫生和福利改革报告中包含3项指标:公众的知晓率、住院率和出院率。日本急诊精神病学会的监测指标包括急诊精神病患者的隔离和躯体约束等。尽管付出了许多努力,但日本测量精神卫生医疗质量方面的进展还是非常缓慢。

Akihiro等人于2015年使用德尔菲法,构建了日本司法系统精神专科医院住院医疗质量结果评价体系,该评价体系包含139个条目[①]。

(九)意大利

意大利的医疗保健由国家卫生服务局通过地方卫生单位向全体居民提供。随着时间的推移,各地方卫生单位在提供服务方面采用了不同的标准,并建立了不同的组织框架,这使得国家卫生服务局很难全面掌握国家层面的精神卫生保健状况。为了克服这种各地标准不一的问题,并为服务提供量化标准,意大利启动了一项为期多年的"国家精神卫生计划"(NMHP),明确提出要研发一套精神卫生服务结果测量

---

① SHIINA A, IYO M, IGARASHI Y. Defining outcome measures of hospitalization for assessment in the Japanese forensic mental health scheme: a Delphi study[J]. International Journal of Mental Health Systems, 2015, 9(1): 7.

标准。

在意大利精神卫生服务中,最系统的结果测量方法之一是南维罗纳结果评估项目(SVOP)。这是一个自然主义的、纵向的研究项目,旨在评估南维罗纳社区精神卫生中心提供的医疗护理结果。其主要特点是:数据收集是在成熟的"真实世界"也就是精神病服务机构的常规临床实践环境中进行的;从事临床工作的专业人员系统地参与评估过程;评估涉及患者的临床情况和社会功能;定期检查数据的可靠性和质量。简而言之,所有在南维罗纳社区精神卫生中心接受服务的患者均采用一套标准化量表进行系统评估。每年进行两次评估,4月到6月为第一波,10月到12月为第二波。在第一波评估中,评估由专业人员根据患者上个月的情况进行,包括评估整体功能、精神病理学和社会功能状态。在第二波评估中,评估是由专业人员和患者共同进行的,患者被要求根据过去一年的经历评估他们的生活质量和对心理健康服务的满意程度。

随着时间的推移,南维罗纳社区精神卫生中心的总体满意度保持着良好的稳定性。具体而言,患者对专业人员的行为举止、提供的医疗干预措施的类型,总体上表示赞赏。大多数患者认为,以全面社区护理为导向的服务模式令人满意。同时,调查发现该模式也存在明显弱点:工作人员更替迅速,这对医疗护理的连续性产生不利影响;医疗设施的布局差;患者亲属和护理人员的参与不足;关于诊断、预后和可用服务的信息不足;对患者必须面对的社会问题需要进行更仔细的评估。

（十）经济合作与发展组织

经济合作与发展组织(Organization for Economic Co-operation and Development, OECD)的精神卫生质量评价的对象是整个精神卫生系统,涵盖的指标包括药物管理、心理治疗和病例管理。

世界卫生组织制定了精神卫生系统的评价体系,其目的是支持精神卫生政策的制定和服务交付目标,也有助于监控改革政策的实施进度①。这些评价框架仍然是针对整个精神卫生体系的。

三、我国精神卫生领域医疗质量评价的进展

(一)研究概况

据费立鹏等报道,我国成年人的精神疾病总患病率约为15.5%②,因此存在非常旺盛的精神卫生服务需求。在我国的精神卫生体系中,精神服务主要由精神卫生机构来提供。精神卫生机构主要包括精神专科医院、精神病防治院、综合性医院的精神心理科、拥有精神科病床的康复机构以及精神心理诊所。在这些精神卫生机构中,其中一半以上是精神专科医院,同时精神专科医院的床位数占所有精神卫生机构床位数的86%以上③,因此精神专科医院在整个精神卫生服务体系中拥有举足轻重的地位。

近年来,我国精神专科医院的数量增长迅速。例如,从2010年至2014年,我国民营的精神专科医院从90家增长至211家,公立精神专科医院的数量从567家增长至620家④。

精神专科医院由于收治的患者病情特殊,环境相对封闭,一定程度上给医疗质量管理和控制带来障碍,因而住院不良事件时有发生。据抽样调查统计,三级公立精神专科医院的住院死亡率约为0.19%,31

① SAXENA S, LORA A, MORRIS J, et al. Mental health services in 42 low and middle-income countries: a WHO-AIMS cross-national analysis[J]. Psychiatric Services, 2011, 62(2): 123−125.

② PHILLIPS M R, ZHANG J, SHI Q, et al. Prevalence, treatment, and associated disability of mental disorders in four provinces in china during 2001−2005: an epidemiological survey[J]. Lancet, 2009, 373(9680): 2041−2053.

③ 马宁,严俊,马弘,等.2010年中国精神卫生机构和床位资源现状分析[J].中国心理卫生杂志,2012(12):885−889.

④ 2016年中国公立及民营精神专科医院数量变动情况分析[EB/OL].(2018−11−27)[2020−09−01].www.chyxx.com/industry/201701/490184.html.

天内非预期再入院率约为15.47%,压疮比例为0.07%,跌倒坠床比例为0.31%,烫伤比例为0.03%,噎食窒息比例为0.03%,自杀自伤比例为0.16%[①]。虽然这些不良事件的发生概率不高,但是后果严重,影响恶劣,因此精神专科医院的医疗质量亟待提升。

然而,精神专科医院的医疗质量评价是一个相对空白的领域。相对于综合医院而言,我国精神卫生领域的医疗质量评价的进展相对缓慢,具有较大的提升空间。

在我国台湾地区,最重要的医疗质量评价体系是改编自美国马里兰州医院协会开发的国际医疗质量评价指标。针对精神卫生方面有8个指标,如出院率、再入院率、约束率、隔离率和药物治疗等。针对精神病医院的专门医疗质量评价体系还是非常欠缺。

我国大陆地区的精神卫生领域医院医疗质量评价标准也比较缺乏,目前主要以《三级精神病医院评审标准实施细则(2011年版)》为准。该评审标准的主要内容来源于综合医院,精神专科的内容非常有限,而且评审与日常的医疗质量评估的定位不同,因此该标准并不适用于精神卫生医疗质量日常监测。

我国学者肖水源等先后就精神卫生服务可及性的评价和精神卫生服务评估的基本框架做了深入的研究[②][③],但其落脚点仍然是整个国家的精神卫生体系,对精神专科医院医疗质量涉及较少。

(二) 进展述评

总体而言,精神卫生医疗质量的评估体系,在国外则主要集中在对整个精神卫生系统的评价。鉴于中国精神卫生防治体系的现状,十分

---

① 国家卫生健康委员会.2017年国家医疗服务与质量安全报告[M].北京:人民卫生出版社,2018.

② 肖水源,刘飞跃.精神卫生服务评估的基本框架[J].中国心理卫生杂志,2010(12):887-892.

③ 江慧,肖水源,方菁.精神卫生服务可及性的评价和影响因素[J].中国心理卫生杂志,2017(9):665-669.

有必要研发专门针对精神专科医院的医疗质量评估体系。同时，在精神专科医院中推行的医疗质量测量计划可能需要一些调整，因为精神病学中大多数疾病特定的评分量表都是主观评定，而且是由临床医生而不是患者来完成的。因此，在组织医疗质量测量时，需要做一些制度上的安排，否则就变成了医生自己评价自己的治疗结果。

原则上，如果能够通过在每种量表上建立等效的分数来将一种测量方法转换为另一种测量方法，那么在给患者使用几种不同的量表方面，则可能会节省一定的时间和金钱。此外，由于通用的测量方法并不是特别适合精神卫生领域，那么如何实现不同类型量表的测量值之间的转换可能是一个值得探索的方向。卫生经济学家往往对这类计划非常关注，因为这些数据可以用于多种卫生经济用途。例如，检查特定治疗、干预或服务的疗效及性价比等。除此之外，临床医生可使用这些数据来辅助临床决策和改善医疗护理。管理者可以以此来衡量医疗机构的绩效。简而言之，这些用途可能有：

（1）衡量健康结果，辅助临床决策。

（2）衡量医疗机构的绩效。

（3）评估新技术的成本效益。

（4）为患者就医提供辅助信息。

（5）为医疗资源的合理配置提供辅助信息。

（6）为价值医疗和药品定价提供辅助信息。

衡量健康结果是评估医药卫生生产力的关键因素。这种生产力的测量，理论上包括衡量医药卫生服务的产出价值与投入价值。这些指标通常以质量调整后的成本加权产出除以质量调整后的投入因素（如资本、劳动力）来衡量投入和产出的效费比。质量调整可以包括患者的生存率、等待时间或健康结果等。若不考虑生产率测量中的质量调整会严重损害测量的准确性。因此，针对精神专科医院医疗质量评价指标的研究需要兼顾多方面的平衡。

第三节　精神专科医院的患者安全

一、精神专科医院患者安全的风险评估理论

在精神专科医院中,患者安全包括三个层面:物理层面、关系层面和程序层面①。患者物理安全是指为系统地采取措施,防范与硬件相关的威胁、缺陷,通常这些硬件包括建筑物通道、门窗类型、闭路电视、个人报警器、移动电话等。患者关系安全则指的是医务人员与患者之间的关系。关系安全与风险评估和管理相关,因为它要求工作人员和患者通过医患关系的建立来达到对每个患者深入了解的目的。其影响因素包括护床比、医床比等。患者关系安全可以视为风险评估和风险管理的结果。通过对潜在风险的管理,以及每个患者的适当参与,可以实现患者关系安全。患者程序安全则是操作层面的重点,它包括与检查、诊疗、处置等有关的程序。暴力事件的管理、控制、约束、隔离是患者程序安全的重点。

风险管理则是指为消除或减少不幸、伤害、损害或损失的可能性而做的系统性的、有组织的努力。从流程上看,风险管理可以分为如下四个阶段:识别和筛选风险因素、评估、控制和管理、监测和审查②。风险管理的首要目标是评估风险事件发生的可能性,然后采取系统性的方法来降低风险事件发生的可能性。风险评估和风险管理是齐头并进

---

① KETTLES A M. A concept analysis of forensic risk[J]. Journal of Psychiatric and Mental Health Nursing, 2004, 11(4): 484-493.

② DOYLE M, DOLAN M. Violence risk assessment: combining actuarial and clinical information to structure clinical judgements for the formulation and management of risk[J]. Journal of Psychiatric Mental Health Nursing, 2002, 9(6): 649-657.

的,不能相互分离。

风险评估领域是一个不断发展、不断变化的领域。风险评估工具和方法本身也是如此。这些工具和方法正在精神卫生领域得到广泛的应用。例如,决策树分析就是一种在面临不确定性时选择最佳行动方案的常用方法。在很多情况下,临床医生都会面临一个未知的问题:精神分裂症患者出院后是否会断药?尽管临床医生不知道可能的结果是什么,但他们通常对可能的结果以及这些结果如何发生有一定的了解。正是这些信息可用于选择最可接受和能产生最佳结果的选项。

在使用决策树时,首先需要在一张纸的左边写下需要做的决定。根据流程的长度,需要的纸张大小可能不一样。这个决定用一个正方形表示。在决策树中,用正方形代表决定,用圆圈代表不确定的结果。在正方形上方写下决定。从正方形开始,向右画线,写出能想到的每个可能的解决方案。如果已经做出了另一个决定,那么在这条线的末尾画一个正方形;如果很难知道结果,那么画一个圆圈。从圆圈中画出可能有结果的线,并注明其含义。坚持下去,尽可能多地找到解决方案。决策树提供了有效的决策方法,因为它提供了一个清晰的问题布局,使得每个可能性都可以被质疑和考虑,并对每项决定的潜在结果进行全面分析;它还提供了一个框架,通过这个框架可以量化每一个潜在结果以及实现这些结果的概率,并根据现有信息和相关的猜测做出最佳决策。这种分析只能作为决策过程中进行总体评估的一部分。

在风险评估中,最重要的是识别风险因素。风险因素是预测风险行为可能发生或升级的特定变量,或个人特征,或环境条件。这些变量,或者说个人特征,已经被证明与所讨论的风险或者安全事故有着密切的关系。风险因素可以分为静态风险因素和动态风险因素两大类。静态风险因素具有历史性,反映了以往的生活经历和以往的行为,这些经历、行为可能会增加出现不良结果的概率。静态风险因素被认为是固定的或惰性的。静态风险因素一般是已经证明与风险有关系但无法进行临床干预的变量,如年龄、暴力史、犯罪行为和前科等。这些变量影响一个人将来出现某种风险的可能性,但不能通过治疗改变风险因素本身。动态风险因素则是已经被证明与风险有关系的变量,但这些变量可以随着治疗的结果而改变。例如,患者的症状、自我伤害行为、吸毒或酗酒等。动态风险因素又可进一步分为稳定因素和急性因素。稳定的动态因素是那些可以随着时间而改变但相对持久的特性,如自知力缺乏、情感淡漠等。急性动态因素则是可以在短时间内发生变化的特性,如愤怒、自责、冲动等。

攻击他人的危险基本上与暴力或侵略性问题有关,这可能涉及身体攻击、言语恐吓或威胁行为。在住院环境中,护士是最常见的受害者。因此,预测患者的暴力行为是一项重要的任务。

从历史上看,有两种主要方法可以评估和管理患者攻击他人的风险。临床工作者倾向于使用独立的临床判断来评估暴力行为的风险,而研究人员则将重点放在患者人群的风险预测上。

评估攻击他人风险的第一种方法是临床方法,这是基于患者自我陈述的专业意见和对临床变量的考虑。当然,这取决于临床医生和护士的知识、经验和技能。

第二种方法是精算或统计方法。这一方法旨在根据预先确定的、通常是历史的变量来评估个体,这些变量已被证明是攻击他人风险的预测因素。风险评估工具就是基于那些已经被证明可以预测攻击他人风险的因素而设计的。

考虑到精神专科医院中住院患者暴力事件的高发率,及其对工作人员身心健康的危害,有必要制定临床常规暴力行为预测的程序和管理规章。一般来说,对住院病人暴力的预测是短期的,从几天到几周,而法医精神病学的预测则是几个月甚至几年。与精神病住院患者暴力行为相关的变量可能有:患者相关的因素,如患者社会人口学特征、疾病诊断、精神病理学症状等;与环境相关的因素,如工作人员和其他患者的行为等。

先前的暴力行为是住院病人暴力行为的唯一确定预测因子,因为许多研究证实了这一发现,并且罕有反对的意见[1]。这包括入院前的暴力行为、院外的病前暴力行为以及家庭暴力等因素。住院病人的暴力风险通常会随着精神病理症状的严重程度而增加,而症状的严重程度通常可以通过阳性和阴性症状量表(positive and negative syndrome scale, PANSS)总分或简明精神病评定表(brief psychiatric rating scale, BPRS)来衡量。在这个问题上有观点不一致的研究。在大多数情况下,住院暴力并不是突然爆发的结果,而是冲突不断升级的结果。在暴力事件发生之前就可以观察到的行为包括混乱、愤怒、言语威胁、身体威胁和攻击物体等,这些应视为住院患者暴力行为的前兆。

患者的"拥挤",即太多有异常行为的人集中在较小的空间内,也可能是诱发住院暴力的危险因素。一个良好的病房环境有助于降低住院患者暴力行为出现的风险。

自杀和自伤行为是最明显和最具灾难性的患者安全事故。自杀行为是复杂的,涉及个体性格、健康状况和生活环境的许多方面。患者的自杀和自伤行为可能是精神卫生专业人员面临的最具挑战性的行为之一。针对患者做全面的自杀评估应该是医务人员优先考虑的工作任务。

二、风险评估工具

精神卫生实践中的风险评估和管理正朝着结构化临床判断的方向发展,即使用评估工具来指导临床评估和决策。使用评估工具可以帮助临床医生完成复杂的任务,即判断患者的风险迹象,以及这些迹象在

---

[1] WOODS P, KETTLES A M. Risk assessment and management in mental health nursing [M]. London: Blackwell Publishing, 2009.

总体表现中的重要性。

目前有许多工具可以用来帮助评估患者的一般性安全风险,包括 BPRS、SCL-90,以及可用于测量抑郁、焦虑等症状的其他量表,还有那些专注于更具体风险的量表,如风险和可治疗性短期风险评估量表(short-term assessment of risk and treatability,START)、行为状态指数(BEST-Index)等。START量表包含20个条目,分为6个维度,即对他人的暴力行为、自杀、自残、自我忽视、旷工、欺骗。BEST-Index则用于评估患者的生活技能、社会风险和相关的日常行为。它包含6个子量表:社会风险、洞察力、沟通和社交技能、工作和娱乐活动、自我照顾和家庭照顾、移情。

同时,有许多量表被开发出来用于评估患者攻击他人的风险,其中类型最丰富的是针对性犯罪和暴力风险的量表。与暴力风险评估有关的量表包括:历史临床风险量表(historical clinical risk-20,HCR-20)、暴力风险评估指南(violence risk appraisal guide,VRAG)、暴力风险量表(violence risk scale,VRS)、布劳塞特暴力检查表(Brøset violence checklist,BVC)。

常用来评估自杀、自伤风险的量表有:贝克无望量表(Beck hopelessness scale,BHS)、自杀意念量表(scale for suicide ideation,SSI)、自杀意图量表(suicide intent scales,SIS)、自评自伤动机量表(self-report self-injury motivation scale,SIMS)、自评自伤问卷(self report self-injury questionnaire,SIQ)。

总体而言,风险评估不是一个简单快捷的过程,这只是整个风险管理过程的开始。精神卫生服务中的风险评估是一个持续的过程,必须定期进行正式的重新评估。因此,这是一个漫长、持续的过程。

针对患者安全的管理措施,大体可以分为临床环境和组织文化两个方面。例如,英国皇家精神科医师协会(Royal College of Psychiatrists)认为临床环境是影响住院暴力事件的一个重要因素,因此就临床环境的适当总体布局和结构制定了指南①。该指南提出精神专科医院的布局应考虑以下方面：

（1）隐私的环境（注重打电话、上厕所、淋浴、与访客和朋友交谈时的隐私环境）。

（2）宽敞的病房（拥挤的环境可能导致冲突）。

（3）开放式和家庭式病房（患者可以离开病房，呼吸新鲜空气，拥有电视机、储物柜、私人电话等）。

但在国内的现有条件下，从患者安全角度考虑，尚无法全面接受开放式和家庭式病房的推荐意见，临床实践中需要慎重考虑。

传统上，精神专科医院的主要目标是使精神疾病患者远离社会，并提供一个安全可靠的内部环境。在精神病学发展的早期阶段，为了安全起见，医院普遍有大型外围围墙、带栅栏的窗户、锁着的房门。近年来，随着去机构化的发展，精神专科医院逐渐从一个封闭的环境转变成为一个更加开放的综合社区，同时患者接受服务的地点由远离城市的大医院，逐渐转向设在综合医院和社区中的小型单位。这些新的精神卫生服务场所需要不同类型的安全保障。在规划和设计这些场所时，必须特别注意患者安全和安保的需求。

在组织文化层面上，患者安全的改善必须采用系统的、持续的方法，并且需要资源投入上的保证和领导的承诺。在具体组织文化的塑造上，包括：

（1）建立一种信任的工作氛围，医务人员随时准备报告他们发现的问题、错误和"未遂事件"。

（2）管理层尊重一线员工。

（3）建立持续学习、持续实践的文化。

---

① RICHTER D, WHITTINGTON R. Violence in mental health settings: causes, consequences, management[M]. New York: Springer, 2006.

英国皇家精神科医师协会同样就此方面提出了一些指导性的建议，包括：不向患者透露工作人员的家庭住址、电话号码或个人信息，以保护工作人员的隐私；工作人员避免穿着昂贵、华丽或有挑逗性的衣服，避免佩戴围巾、留置长发和穿着过于宽松的衣服，以免妨碍必要时迅速采取行动；与患者保持安全距离，避免患者站在工作人员身后；熟悉紧急报警系统；夜间工作人员应避免在光线较差的隔离区行走等。

第三章

精神专科医院医疗
质量专家评价指标
体系的建立与应用

第一节 精神专科医院医疗质量
评价指标的建立

一、研究目的与意义

近年来,由于精神卫生服务需求的快速增长,精神专科医院面临较大的服务供给压力,同时也面临着医疗质量下行的风险。特别是在以收治急性、重型精神疾病患者住院治疗为主要任务的精神专科医院中,其医疗质量监测和持续改善,将会对省域内的其他精神专科医院产生示范和引领作用,甚至会对整个精神卫生服务体系的医疗质量产生牵引作用。由于提升医疗质量是医院管理的出发点,也是各项管理工作的最终结果,是医院管理的重要主题,因此,科学地评价精神专科医院的医疗质量,是一项重要的任务。

本研究的主要目的是建立我国精神专科医院医疗质量评价体系,为推进精神专科医院的医疗质量监测和持续改善提供参考工具,为政府部门的政策制定提供参考信息。

精神专科医院医疗质量评价研究,有望为医院管理者和卫生管理部门提供常规的精神专科医院医疗质量监测工具,为精神专科医院的医疗质量监测提供第三方视角,为类似医疗质量评价研究提供方法学上的参考。

二、研究内容

(一) 精神专科医院医疗质量评价体系的构建

构建适用于我国精神专科医院的医疗质量评价体系,是本研究的关键内容。评价体系的研发,包括文献回顾、候选指标条目的汇总、专家咨询等标准化流程。在此基础上，使用PLS-SEM技术，对专家评价体系进行优化。

（二）精神专科医院医疗质量评价体系的实证研究

本研究在系统研发的基础上，开发出现场调查工具，并在全国范围内选取省级精神专科医院作为样本医院进行现场调查，为评价体系提供实证研究基础。

基于上述研究基础，本研究将开展医疗质量评价体系内各个要素之间关系及作用路径的探索性分析。

三、研究资料与研究方法

本研究拟以经典的三维医疗质量评价框架（结构—过程—结果）为理论基础，根据我国精神卫生服务体系的特点，构建适用于我国精神专科医院的医疗质量评价体系。

本研究主要通过文献检索、专家咨询、小组讨论、网络查询等方式来获得关于精神专科医院医疗质量评价相关的指标信息。

本研究在实证调查阶段纳入了国内29个省区市的位于省会城市的公立省/市级的精神专科医院共32家，编码为P1～P32。由于西藏、甘肃的省会城市暂时未找到相应的精神专科医院，因此没有将其纳入调查范围。

在实证调查阶段，本研究使用调查问卷对机构层面的基本信息、样本患者的住院信息、样本患者的满意度进行实证调查；机构层面的基本信息由各个样本医院指定负责人填报，剩余的信息由课题组招募的调查员在样本医院医务人员的协助下进行现场收集。本研究拟采用的研究方法如下。

（一）文献研究法

文献研究主要是指通过对文献的收集和整理，并进行分析和研究，进而获得对研究对象的科学认识的一种方法①。由于国内外针对精神专科医院医疗质量评价的研究尚不成熟,相关的评价指标尚不统一,因此本课题的文献研究重点聚焦于如下方面:

（1）通过检索相关的研究文献和网站,了解医疗质量评价领域的理论研究进展和研究方向。

（2）系统收集国内外有关医疗质量评价的测量指标。

（3）查阅文献,了解医疗质量评价理论在精神卫生领域中的发展与应用,汇总精神卫生领域医疗质量评价的指标条目。

（二）专家小组讨论

通过访谈卫生行政主管部门、综合医院的医院管理者、精神专科医院的医院管理者、精神专科医院的医务人员、高等院校的研究者,以及小范围的专家小组讨论,围绕精神专科医院医疗质量评价的理论框架、指标体系、赋值方案、实证研究、统计方法等方面的研究问题展开讨论。

（三）改良的德尔菲法

德尔菲法是美国的兰德公司在1946年提出的一种研究方法。它本质上是一种结构化的匿名反馈的函询法。在传统的德尔菲法中,第一轮函询是开放式的,没有任何限制。研究者只需要提出调查的问题,请函询专家针对这个问题提出自己的观点与看法,然后汇总、归纳专家的意见,在此基础上开展后续的调查。该方法在使用中可能会出现汇总的专家意见不够全面、漏掉事件的某些重要方面的情况。

因此,改良的德尔菲法对此做了一些调整,把开放式的第一轮专家咨询省略了,使用结构化的反馈问卷来咨询。结构化的问卷来自系统的文献回顾和专家访谈等前期研究的结果。之后匿名函询专家的意见,汇总并进行统计分析,再次进行匿名反馈,直到能获得一致的专家

---

① 杜晓利.富有生命力的文献研究法［J］.上海教育科研,2013（10）:1.

函询意见[①]。

改良的德尔菲法的执行步骤一般是：遴选函询专家，编制函询问卷，实施函询，回收函询问卷，分析函询问卷，形成调查结论。改良的德尔菲法由于具有专业性、匿名性、定量化的特点，因而在指标体系构建领域广受青睐[②]。

（四）问卷调查法

本次研究中设计了遴选指标的专家咨询问卷、层次分析法专家咨询问卷、实证研究数据收集的调查问卷等。专家咨询问卷在专家小组讨论后拟定，实证研究数据收集的调查问卷则根据改良的德尔菲法确定的指标体系来拟定。实证研究数据收集的调查问卷在试点医院中进行试行填报，以确认实证调查问卷的可行性与易用性。

（五）现场调查法

实证研究中的调查问卷，除了有院方指定负责人填写的机构问卷之外，还有针对患者住院病历信息、出院患者满意度等方面的现场调查内容。上述现场调查由经过规范培训之后的项目调查员，在调查样本医院相关医务人员的协助下，按照规定的调查流程来进行现场调查。

本研究开发了改良的德尔菲法征求意见问卷，供函询专家遴选指标使用，见附录1、附录2；供专家确定指标权重用的层次分析法征求意见问卷，见附录3；供实证研究医院收集数据使用的调查表，见附录4、附录5、附录6。

专家咨询表的意义在于格式化地提取专家的意见，遴选评价指标，对评价指标条目进行主观赋权。实证研究调查表的意义在于将精神专

---

① FITCH K, BERNSTEIN S, AGUILAR M, et al. The RAND/UCLA appropriateness method user's manual[M]. Santa Monica: Rand, 2001.

② 王少娜,董瑞,谢晖,等.德尔菲法及其构建指标体系的应用进展[J].蚌埠医学院学报, 2016(5): 695-698.

科医院医疗质量评价指标体系与医院可获得的数据联系起来,通过实证方法来探索精神专科医院医疗质量评价的主要要素,并在此基础上优化精神专科医院医疗质量评价指标体系。

(六) 统计分析法

本研究采用Excel 2016软件来建立数据库,将回收的专家函询表和问卷调查表录入数据库。采用SPSS 22.0软件来计算数据的频数、构成比,以及均值、标准差和变异系数等;采用YAAHP 11.2软件计算层次分析法的结果;使用STATA 15.0软件进行风险调整计算;采用SmartPLS 3.2.7软件来进行偏最小二乘结构方程模型计算。采用双侧检验,检验水准α为0.05。

本研究在构建精神专科医院医疗质量评价体系的一些关键节点上都进行了严格的质量控制,特别是在实证调查问卷设计、实证调查、数据录入等阶段。

在发展候选评价指标阶段,本研究通过文献研究和专家访谈初步收集了国内外关于精神专科医院医疗质量评价的指标,并通过小组讨论的方式,对每一条候选指标均进行了讨论,以确保进入后续专家咨询阶段的候选指标都具有相当的科学性和可行性。

在专家咨询阶段,每一名专家都由一个固定的研究人员负责联络,确保沟通信息的前后连贯和一致性。在遴选专家时,注重合理选择医院管理者、精神科医生、精神科护士、医院管理方面的专家和学者。回收咨询问卷后,立刻进行数据录入和整理,对于有缺项的问卷进行复核。

在实证调查问卷的设计阶段,本研究将所有评价指标转化为调查问卷题项,选择两家医院开展试点和预调查工作,在收集相关反馈意见之后,形成实证调查的最终问卷。

在实证调查阶段,为保证调查质量,调查员接受统一规范的调查培训。样本医院协调人组织样本医院的相关医务人员配合调查员实施调查。医院观察和现场督导由经过培训的专家负责实施。

在数据录入和数据分析阶段，本研究对实时回收的数据进行核查、逻辑校验、补漏，确保回收的数据客观、真实、有效、完整。

四、医疗质量评价指标体系开发的一般步骤

由于医疗质量评价的利益相关方众多，出发点迥然不同，开发流程各式各样，因此开发出来的评价体系也相去甚远。为了提升医疗质量评价体系的质量，规范医疗质量评估体系的研发过程，美国学者Rubin等人于2001年提出了开发和测试医疗质量评价体系的参考步骤，这给后续评价体系的研发工作提供了参考①，如表3-1所示。

表3-1　医疗质量评价指标体系开发的一般步骤

序号	步　骤	内　容
1	定义指标的使用者和使用目的	使用者：临床医务人员、管理者、医疗保险公司、监管者、患者 使用目的：持续质量改进、监管、医疗服务的购买、患者就医的参考
2	选择评价的领域	需要考虑发病率、死亡率、医疗费用支出等多方面的影响因素
3	组织评价的团队	医院管理专家、临床医学专家、医疗服务购买者等
4	遴选评价指标	强效的证据表明该指标与医疗质量密切相关 易于测量 实践证明该指标具有良好的信度和效度 医疗服务提供者或者管理者能影响这些医疗服务环节 该领域的医疗质量存在差异或者不达标
5	撰写评估实施细则	明确评估的测量单位 明确定义指标 明确指标纳入标准与排除标准

---

① RUBIN H R, PRONOVOST P, DIETTE G B. From a process of care to a measure: the development and testing of a quality indicator[J]. International Journal for Quality in Health Care, 2001, 13(6): 489.

序号	步　骤	内　　容
5	撰写评估实施细则	明确风险调整方案 确定数据来源与数据收集方法 确定数据收集实施方案
6	实施预评估	通过预评估来测试评估方案和数据收集方法的可行性 测试评估方案的信度和效度
7	明确评分和分析方案	明确计分方法，划定及格分数 明确数据分析方案

虽然以上参考步骤存在着不完善之处，如没有设置反馈与修正的步骤，但它还是具有较强的指导意义。

本研究在参照一般步骤的基础上，尝试开发精神专科医院的医疗质量评价指标体系。

（一）定义指标体系的使用者和开发目的

由于目前我国精神专科医院的医疗质量评价指标体系匮乏，为了解决当前医院管理者和医务人员最为关心的医疗质量监测问题，促进医疗质量的提升和发展，为卫生行政主管部门提供决策参考依据，本研究特研发本指标体系。

本指标体系的主要使用者首先包括精神专科医院的医院管理者和医务人员，其次是卫生行政主管部门。其他的利益相关方，如医疗保险支付方等，暂时不定义为本指标体系的使用者。

（二）定义评价的领域

本指标体系评价的是一般精神专科医院的医疗质量。因此，其评价的对象是省级精神专科医院，而由公安、民政等部门主管的精神专科医院由于收治患者的性质与卫生系统的精神专科医院不同，因此暂不作为本书研究的对象。

省级精神专科医院工作的重心在于住院患者，大部分医务人员也是服务于住院患者，并且精神疾病患者普遍存在病程迁延，住院时间长等特点①。因此,对于省级精神专科医院的医疗质量评价而言,本研究聚焦于住院患者。

在抽取样本患者时,本研究聚焦于调查当日办理出院手续的住院患者,因为此时患者已经完整接受了所有的住院诊疗服务。离院之后,患者调查的难度和成本将急剧提高。

(三)组织评价团队

在该环节,本研究主要侧重于咨询专家的遴选,确保所选专家具有一定的多样性,同时具有相当的行业水准。在实证调查团队的选择上,本研究选择具有一定医药行业从业经验,具有精神科医药学背景知识,并对精神专科医院有一定了解的人员来担任调查团队成员。

(四)确定数据来源与数据收集方法

本研究依托北京协和医学院公共卫生学院(现北京协和医学院卫生健康管理政策学院)承担的"全国进一步改善医疗服务行动计划"效果第三方评估项目,开展省级精神专科医院的专项评估活动,数据来源于该专项评估。其中,机构基本信息由样本医院指定的负责人按照规定填报并提交。

由于住院病案首页所提供的信息非常有限,而且当前精神专科医院的电子病案数据的可及性较差,因此,临床信息来源于被抽中患者的住院病历信息,调查员使用本课题的调查表来提取相应的住院病历信息。

从挑选评价指标开始直至现场调查、评价指标体系的验证与优化,都是本研究的主体部分。

五、评价框架的选择

在医疗质量评价领域中,比较常用的评价框架有"结构—过程—结果"框架、美国医学研究所的六维评价框架(安全、有效、以患者为中

---

① 陆林.沈渔邨精神病学:第6版[M].北京:人民卫生出版社,2018.

心、及时、高效、公平）、OECD的三维评价框架（有效、安全、以患者为中心）。

在精神卫生医疗质量研究领域，美国学者Hermann和Palmer于2002年提出了精神卫生领域医疗质量评估研究中选择核心评价指标的理论框架①。该理论框架认为，在选择评估指标时，首先需要认识到精神卫生体系的复杂性，因此指标的选择必须要有代表性；其次需要关注利益相关方的主要诉求，这些诉求应该反映到指标中来。

综合上述信息，本研究经过专家讨论之后，决定采用最经典的"结构—过程—结果"评价框架来指导候选指标的遴选。其中，结构是指影响医疗服务供给的全部因素，涉及人、财、物、组织机构特征、规章制度等。过程则指医疗机构和医务人员的所有医疗活动，涵盖疾病的防、诊、治、康等环节。结果是指医疗活动的全部产出，包括患者的健康状况、生存质量、社会功能的改变，患者的体验与满意度，以及患者所接受的医疗活动所耗费的时间与金钱等②③。

在参考了Hermann选择核心评价指标的理论框架之后，确定采纳Hermann提出的挑选指标的原则：有意义、可行、可控。

六、候选指标池的发展

（一）文献检索结果

系统检索PubMed、Cochrane Library、Embase和Web of Science上的文献和书籍，同时在万方、维普、知网上检索主题词为"精神病""精神卫生""医疗质量"的中文文献。检索的起止时间为1960年1月至

---

① HERMANN R C, PALMER R H. Common ground: a framework for selecting core quality measures for mental health and substance abuse care[J]. Psychiatric Services, 2002, 53(3): 281-287.

② 朱士俊：医院管理学：质量管理分册[M].北京：人民卫生出版社,2011.

③ 曹荣桂.医院管理学[M].北京：人民卫生出版社,2003.

2017年9月。在此基础上,检索国内外的相关网站和灰色文献获取相关指标,汇总结果如图3-1所示。

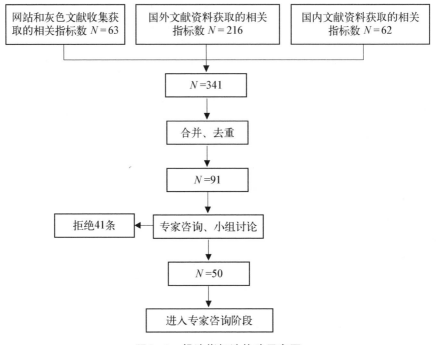

图3-1　候选指标池构建示意图

（二）专家咨询与小组讨论

2017年1月至10月,本研究项目团队多次拜访医院管理专家、高校研究者、卫生行政部门人员、公共卫生专家、精神科医生和护士,并采用小范围座谈会的形式就课题进行深入研讨,对构建的候选指标池进行逐条梳理、讨论和修订。

（1）本研究主要是针对精神专科医院而言,并非针对我国整个精神卫生体系,单纯的精神专科医院无法负担所在地区的全人群精神卫生防治工作。目前的精神专科医院的主要功能还是收治急重型精神疾病患者,因此,全人群层面的精神卫生防治成效不应纳入候选指标体系。

（2）全人群层面上的精神卫生资源配置,超出了精神专科医院本身的能力范畴,同样不应纳入候选指标体系。

（3）在多那比第安的医疗质量评价框架之下，医疗质量不涵盖医院的运营和科研能力，相关的评价指标需要删除。

（4）在本研究中，没有大数据级别的电子病案信息，只有有限的抽样数据。在这一前提下，尚不具备分病种对医院的医疗质量进行研究的条件。因此，单病种考核的评价指标需要删除。

（5）跌倒坠床、自杀自伤等不良事件的发生率在精神专科医院为0.16%～0.31%。这些不良事件数据若通过医院填报，可能存在信息瞒报、误报的可能性；若通过抽样来调查，则需要非常大的样本量才能找到阳性案例。因此，建议转而关注不良事件之下的哨兵事件。

（6）预后结果方面的指标需要修改为更贴近我国实际情况的、更为常用的评价指标。

根据以上专家意见，对候选指标池进行修改，以形成专家咨询指标集，该指标集共有50个候选指标。如表3-2所示。

表3-2 改良的德尔菲专家咨询指标集

一 级 指 标	二 级 指 标	三 级 指 标
结构质量	服务能力	年门诊人次
		年急诊人次
		年急诊留观人次
		年出院人次
		开放床位数
		医用建筑面积
		全院员工总数
		卫生专业技术人员数
		高级职称人数
	组织与信息系统	不良事件报告系统
		医疗质量管理信息系统
		专职医疗质量管理部门
		患者身份识别系统

（续表）

一级指标	二级指标	三级指标
过程质量	病情评估	入院时躯体疾病评估
		入院时精神疾病共病评估
		入院时社会功能状态评估
		入院时人格评估
		自杀风险评估
	医疗过程	患者服药平均品种数
		三级查房
		心理治疗次数
	副反应监测	常规身高和体重的监测
		常规血糖的监测
		常规血脂的监测
		常规心电图的监测
		常规肝功能的监测
	医疗质量管理培训	医务人员常规接受医疗质量管理的培训
结果质量	治疗效果	平均CGI疗效指数*
		疾病严重程度的变化
	住院费用	平均住院总费用
		平均治疗费用
	患者满意度	平均总体满意度
		平均医患沟通满意度
		平均隐私保护满意度
	医疗效率	平均住院日
		年床位周转率
		床位使用率

*CGI：临床疗效总评量表（clinical global impression）。

（三）改良的德尔菲专家咨询

本研究采用的专家咨询表见附录1～附录3。

1. 专家基本情况

本研究在全国范围内采用主观意向性的非随机抽样方法，选择医院管理、精神科医疗、精神科护理、医院医疗质量评价研究、公共卫生等领域的专家或学者进行专家咨询。专家的入选标准为：① 在本领域工作10年以上；② 拥有中级以上职称；③ 熟悉本领域的业务。共有20人参与咨询，符合人数要求[①]。

第一轮回收有效问卷共20份，第二轮、第二（＋）轮，回收有效问卷共19份。在20名咨询专家中，男性有11名，女性有9名，平均年龄为（47.1±7.2）岁；所有专家的工龄均在10年以上；职称均为中级以上，拥有副高与正高职称的专家占比为95%；65%的专家为博士学历，25%的专家为硕士学历；55%的专家很熟悉该领域的问题，45%的专家较熟悉该领域的问题。所有专家的研究领域均与本研究相关，其中10人为医院管理者，15人为精神卫生医务人员，4人为医疗质量研究者，3人为公共卫生从业人员（存在多重身份的重复认定）。

2. 专家积极系数

专家积极系数可以用来反映专家对本研究项目的合作程度和关心程度，专家积极系数的数值大小在一定程度上还可以反映该德尔菲咨询结果的可靠程度，一般使用咨询问卷的回收率来表示专家积极系数的大小。

第一轮专家咨询问卷投放了20份，回收了20份，专家积极系数为100%；第二轮投放了20份，回收了19份，专家积极系数为95%；第二（＋）轮投放了19份，回收了19份，专家积极系数为100%。较高的专家积极系数表明了专家的合作意愿比较高。

3. 专家权威程度系数

专家权威程度系数表示专家意见的权威程度，由专家对相关研究领域的熟悉程度和对研究问题做出判断的依据共同决定。

专家权威程度系数一般用C_r表示，专家熟悉程度系数一般用C_s表示，专家判断系数一般用C_a表示，并且$C_r=(C_s+C_a)/2$。

---

① 曾光.现代流行病学方法与应用［M］.北京：北京医科大学中国协和医科大学联合出版社，1996.

4.专家熟悉程度系数

本研究将专家熟悉程度系数(C_s)划分为5个等级,每个等级赋0.2到1.0分不等[1],赋值如表3-3所示。

表3-3 C_s赋值表

熟 悉 程 度	分 值
很熟悉	1.0
较熟悉	0.8
一般	0.6
不太熟悉	0.4
不了解	0.2

5.专家判断系数

本研究将专家的判断系数(C_a)分成4类:理论分析、工作经验、对国内外同行的了解、直觉。每类判断系数的影响程度又分成大、中、小三个等级[2],赋值如表3-4所示。

表3-4 C_a赋值表

判断系数	影 响 程 度		
	大	中	小
理论分析	0.3	0.2	0.1
工作经验	0.5	0.4	0.3
对国内外同行的了解	0.1	0.1	0.1
直觉	0.1	0.1	0.1

6.专家权威程度系数

在本研究中,第一轮有20名专家参与,第二轮及第二(+)轮中有

---

[1] 曾光.现代流行病学方法与应用[M].北京:北京医科大学中国协和医科大学联合出版社,1996.

[2] 曾光.现代流行病学方法与应用[M].北京:北京医科大学中国协和医科大学联合出版社,1996.

19名专家参与。因此,仅报告第一轮专家咨询C_r的平均值,其中专家熟悉程度系数(C_s)为0.92,专家判断系数(C_a)为0.94,专家权威程度系数(C_r)为0.93,说明本研究中20位咨询专家的权威程度较高,研究结果具有一定的可信度。

7. 专家意见协调程度

专家意见协调程度反映了专家意见的一致性[1][2]。专家对指标的分歧越小,则其协调程度越高,专家意见越统一,越具有实际指导意义。

专家意见协调程度一般用一致性系数w来表示,其含义是m个专家对n个指标的评价意见的一致性程度,w介于0~1之间,其值越大,则表示协调程度越好。

T_i为第i个指标的秩和[3]:

$$T_i = \sum R_{ij}$$

R_{ij}为第j个专家对第i个指标评分的秩次,按照评分的大小编秩。

$\bar{T}$为各个指标的平均秩和:

$$\bar{T} = \sum_{i=1}^{n} \frac{T_i}{n}$$

$\sum d_i^2$为全部指标秩和的离均差平方和:

$$\sum d_i^2 = \sum (T_i - \bar{T})^2$$

w为专家意见一致性系数:

————————

① 程琮,刘一志,王如德.Kendall协调系数W检验及其SPSS实现[J].泰山医学院学报,2010(7):487-490.

② GISEV N, BELL J S, CHEN T F. Interrater agreement and interrater reliability: key concepts, approaches, and applications[J]. Research in Social and Administrative Pharmacy, 2013, 9(3): 330-338.

③ 孙振球.医学统计学:第3版[M].北京:人民卫生出版社,2002.

$$w = \frac{12}{m^2(n^3-n)} \sum d_i^2$$

当遇到相同秩次时,w需要通过如下公式进行修正:

$$w' = \frac{12}{m^2(n^3-n)-m\sum(t_k^3-t_k)} \sum d_i^2$$

t_k表示第k个相同秩次的个数。

专家意见一致性系数计算结果如表3-5所示。

表3-5 专家意见一致性系数结果

轮数	指标	w	χ^2	P值
第一轮	一级指标	0.467	16.800	0.000
	二级指标	0.449	72.777	0.000
	三级指标	0.423	274.401	0.000
第二轮	一级指标	0.535	18.200	0.000
	二级指标	0.490	79.352	0.000
	三级指标	0.534	264.555	0.000
第二(+)轮	一个指标	—	—	—

由此可见,在第二轮咨询中,w值较第一轮普遍提升。而当w值在0.5左右时,表明专家意见的一致性相对较好,评价结果较稳定[1]。

(四)改良的德尔菲专家咨询结果

咨询专家对每个候选指标的认可程度和可操作性进行评价。其中,认可程度使用1～9分来评价,1分表示非常不认可,9分表示非常认可;可操作性使用"Y/N"来评价,Y表示可行,N表示不可行。

认可程度使用算术平均数($\bar{x}$)、标准差(s)、变异系数(coefficient of variation,CV)和满分比来表示。可操作性的评价,使用所有评价专

---

[1] 曾光.现代流行病学方法与应用[M].北京:北京医科大学中国协和医科大学联合出版社,1996.

家中打"Y"的比率来表示。

指标入选规则①：

（1）候选指标认可程度的算术平均数$\bar{x} \geqslant 7.0$。

（2）候选指标的变异系数CV$\leqslant 0.25$。

（3）候选指标打"Y"的比率大于等于70%。

若有专家建议需要新增、调整、删除某个指标，或未能满足上述规则，则由研究团队共同讨论后决定解决方案。

1. 第一轮专家咨询结果

在第一轮咨询中，各个候选指标打"Y"的比率均大于等于70%。第一轮专家咨询结果及相应的处理如表3-6所示。

表3-6　第一轮专家咨询的指标认可程度统计结果

指　　标	$\bar{x} \pm s$	CV	满分比/%	处理结果	修改后指标/备注
1. 结构质量	8.17 ± 0.58	0.07	45	接受	
1.1　服务能力	8.39 ± 0.83	0.10	55	接受	
1.1.1　年门诊人次	7.89 ± 1.41	0.18	50	接受	
1.1.2　年急诊人次	7.39 ± 1.74	0.24	45	接受	
1.1.3　年急诊留观人次	6.94 ± 1.81	0.26	30	删除	许多专科医院未能设置急诊留观的床位
1.1.4　年出院人次	7.61 ± 1.53	0.20	40	接受	
1.1.5　开放床位数	7.44 ± 1.46	0.20	35	接受	
1.1.6　医用建筑面积	7.72 ± 1.41	0.18	45	接受	
1.1.7　全院员工总数	7.17 ± 1.34	0.19	15	接受	
1.1.8　卫生专业技术人员数	7.07 ± 1.90	0.27	16	修改	卫生专业技术人员占全体员工的比率
1.1.9　高级职称人数	7.10 ± 1.98	0.28	15	修改	高级职称人数占全体员工的比率

---

① HOMMEL I, VAN GURP P J, TACK C J, et al. Perioperative diabetes care: development and validation of quality indicators throughout the entire hospital care pathway[J]. BMJ Quality & Safety, 2016, 25(7): 525-534.

（续表）

指　标	$\bar{x} \pm s$	CV	满分比/%	处理结果	修改后指标/备注
1.2　组织与信息系统	8.28 ± 0.87	0.11	50	接受	
1.2.1　不良事件报告系统	8.50 ± 0.60	0.07	55	接受	
1.2.2　医疗质量管理信息系统	8.50 ± 0.60	0.07	55	接受	
1.2.3　专职医疗质量管理部门	8.39 ± 0.59	0.07	45	接受	
1.2.4　患者身份识别系统	8.50 ± 0.83	0.10	65	接受	
2. 过程质量	8.33 ± 1.00	0.12	55	接受	
2.1　病情评估	8.78 ± 0.53	0.06	85	接受	
2.1.1　入院时躯体疾病评估	8.78 ± 0.42	0.05	80	接受	
2.1.2　入院时精神疾病共病评估	8.61 ± 0.76	0.09	70	接受	
2.1.3　入院时社会功能状态评估	8.61 ± 0.59	0.07	65	接受	
2.1.4　入院时人格评估	8.22 ± 0.92	0.11	50	接受	
2.1.5　自杀风险评估	8.78 ± 0.42	0.05	80	接受	
2.2　医疗过程	8.17 ± 1.26	0.15	60	接受	
2.2.1　患者服药平均品种数	7.78 ± 1.96	0.25	50	接受	
2.2.2　三级查房	8.50 ± 0.50	0.06	50	接受	
2.2.3　心理治疗次数	8.06 ± 1.13	0.14	50	接受	
2.3　副反应监测	8.67 ± 0.58	0.07	70	接受	
2.3.1　常规身高和体重的监测	7.44 ± 1.01	0.14	15	接受	
2.3.2　常规血糖的监测	8.00 ± 0.88	0.11	35	接受	
2.3.3　常规血脂的监测	7.89 ± 0.99	0.13	35	接受	
2.3.4　常规心电图的监测	8.22 ± 0.85	0.10	45	接受	
2.3.5　常规肝功能的监测	8.44 ± 0.83	0.10	60	接受	
2.4　医疗质量管理培训	8.67 ± 0.47	0.05	65	接受	
2.4.1　医务人员常规接受医疗质量管理的培训	8.61 ± 0.68	0.08	70	接受	
3. 结果质量	8.78 ± 0.42	0.05	80	接受	
3.1　治疗效果	8.17 ± 0.96	0.12	45	接受	
3.1.1　平均CGI疗效指数	8.39 ± 0.76	0.09	55	接受	

（续表）

	指标	$\bar{x} \pm s$	CV	满分比/%	处理结果	修改后指标/备注
3.1.2	疾病严重程度的变化	7.32 ± 1.91	0.26	15	删除	由3.1.1体现
3.2	**住院费用**	7.19 ± 1.59	0.22	20	接受	
3.2.1	平均住院总费用	7.12 ± 1.41	0.20	15	接受	
3.2.2	平均治疗费用	7.00 ± 1.29	0.18	15	接受	
3.3	**患者满意度**	7.72 ± 1.24	0.16	40	接受	
3.3.1	平均总体满意度	7.83 ± 1.17	0.15	45	接受	
3.3.2	平均医患沟通满意度	7.89 ± 1.05	0.13	40	接受	
3.3.3	平均隐私保护满意度	8.17 ± 0.90	0.11	45	接受	
3.4	**医疗效率**	7.67 ± 0.88	0.11	25	接受	
3.4.1	平均住院日	7.33 ± 1.25	0.17	20	接受	
3.4.2	年床位周转率	7.22 ± 1.88	0.26	15	删除	由3.4.1和3.4.3计算可得
3.4.3	床位使用率	7.50 ± 1.07	0.14	15	接受	

在第一轮专家咨询中，有1个条目（1.1.3年急诊留观人次）的认可程度评估结果的算术平均数小于7.0，有4个条目（1.1.8卫生专业技术人员数、1.1.9高级职称人数、3.1.2疾病严重程度的变化、3.4.2年床位周转率）的认可程度评估结果的变异系数高于0.25。上述5个条目经由研究团队讨论，并结合专家对指标所提的意见后，最终对上述5个指标做如下处理：

（1）删除"1.1.3年急诊留观人次"，原因是相当部分的精神专科医院没有设置急诊留观床位，该数据可能为0，虽然能测量到，但是没有意义。

（2）将指标"卫生专业技术人员数"改为"卫生专业技术人员占全体员工的比率"，原因是部分专家认为，已经提供了全体员工的人数，再单纯用卫生专业技术人员数，不能直接、充分地体现相关的医疗质量信息，建议使用占比数据。

（3）将指标"高级职称人数"改为"高级职称人数占全体员工的比率"，原因同上。

（4）删除"3.1.2疾病严重程度的变化"，该指标的变异系数高于0.25。部分专家认为，CGI疗效指数中已经体现了疾病的变化情况，因此该指标予以删除。

（5）删除"3.4.2年床位周转率"，该指标的变异系数高于0.25，同时，由于年床位周转率可以通过（病床使用率 × 日历数 ÷ 平均住院日）计算而得①②，作为冗余指标，可以删除。

通过上述处理过程，得到第二轮专家咨询的候选指标集。

2. 第二轮专家咨询结果

在第二轮咨询中，各个候选指标打"Y"的比率均大于等于70%。第二轮专家咨询结果及相应的处理如表3-7所示。

表3-7　第二轮专家咨询的指标认可程度统计结果

指　　标	$\bar{x} \pm s$	CV	满分比/%	处理结果	修改后指标/备注
1.结构质量	8.24 ± 0.93	0.11	42	接受	
1.1　服务能力	8.47 ± 0.50	0.06	47	接受	
1.1.1　年门诊人次	7.53 ± 1.50	0.20	32	接受	
1.1.2　年急诊人次	7.53 ± 1.55	0.21	32	接受	
1.1.4　年出院人次	7.24 ± 1.49	0.21	21	接受	
1.1.5　开放床位数	7.35 ± 1.56	0.21	26	接受	
1.1.6　医用建筑面积	7.18 ± 1.35	0.19	21	接受	
1.1.7　全院员工总数	7.82 ± 1.41	0.18	37	接受	
1.1.8　卫生专业技术人员占全体员工的比率	7.53 ± 1.54	0.20	37	接受	
1.1.9　高级职称人数占全体员工的比率	8.00 ± 1.44	0.18	42	接受	

---

① 徐洁.试论病床使用率和病床周转次数的关系［J］.中国病案,2007（2）: 19-20.

② 蔡文沿.病床使用率和病床周转次数之间的相关性［J］.统计与管理,2016（8）: 109.

（续表）

指　　标	$\bar{x} \pm s$	CV	满分比/%	处理结果	修改后指标/备注
1.2　组织与信息系统	8.24 ± 0.93	0.11	47	接受	
1.2.1　不良事件报告系统	8.47 ± 0.65	0.08	53	接受	
1.2.2　医疗质量管理信息系统	8.29 ± 0.74	0.09	42	接受	
1.2.3　专职医疗质量管理部门	8.41 ± 0.76	0.09	47	接受	
1.2.4　患者身份识别系统	8.53 ± 0.47	0.05	58	接受	
2. 过程质量	8.47 ± 0.63	0.07	53	接受	
2.1　病情评估	8.71 ± 0.36	0.04	68	接受	
2.1.1　入院时躯体疾病评估	8.82 ± 0.27	0.03	74	接受	
2.1.2　入院时精神疾病共病评估	8.65 ± 0.83	0.10	68	接受	
2.1.3　入院时社会功能状态评估	8.53 ± 0.50	0.06	53	接受	
2.1.4　入院时人格评估	8.29 ± 0.74	0.09	42	接受	
2.1.5　自杀风险评估	8.82 ± 0.36	0.04	74	接受	
2.2　医疗过程	8.41 ± 0.85	0.10	53	接受	
2.2.1　患者服药平均品种数	8.12 ± 1.08	0.13	42	接受	
2.2.2　三级查房	8.59 ± 0.50	0.06	53	接受	
2.2.3　心理治疗次数	7.94 ± 1.10	0.14	37	接受	
2.3　副反应监测	8.65 ± 0.61	0.07	63	接受	
2.3.1　常规身高和体重的监测	7.47 ± 1.40	0.19	26	接受	
2.3.2　常规血糖的监测	8.18 ± 0.83	0.10	37	接受	
2.3.3　常规血脂的监测	8.12 ± 0.97	0.12	37	接受	
2.3.4　常规心电图的监测	8.41 ± 0.51	0.06	42	接受	
2.3.5　常规肝功能的监测	8.65 ± 0.47	0.05	58	接受	
2.4　医疗质量管理培训	8.71 ± 0.47	0.05	63	接受	
2.4.1　医务人员常规接受医疗质量管理的培训	8.53 ± 0.74	0.09	63	接受	
3. 结果质量	8.84 ± 0.36	0.04	74	接受	
3.1　治疗效果	8.53 ± 0.50	0.06	53	接受	
3.1.1　平均CGI疗效指数	8.41 ± 1.09	0.13	53	接受	
3.2　住院费用	7.06 ± 1.48	0.21	16	接受	
3.2.1　平均住院总费用	7.11 ± 1.56	0.22	21	接受	
3.2.2　平均治疗费用	7.08 ± 1.42	0.20	21	修改	平均住院西药费
3.3　患者满意度	8.06 ± 0.86	0.11	37	接受	
3.3.1　平均总体满意度	7.65 ± 1.55	0.20	37	接受	

（续表）

指　　　标	$\bar{x} \pm s$	CV	满分比/%	处理结果	修改后指标/备注
3.3.2　平均医患沟通满意度	7.88 ± 1.10	0.14	32	接受	
3.3.3　平均隐私保护满意度	8.29 ± 0.83	0.10	42	接受	
3.4　医疗效率	8.65 ± 0.61	0.07	63	接受	
3.4.1　平均住院日	7.59 ± 0.83	0.11	21	接受	
3.4.3　床位使用率	7.59 ± 1.07	0.14	21	接受	

在第二轮专家咨询中，所有候选指标认可程度的算术平均数均大于等于7.0，所有候选指标认可程度的变异系数均小于0.25。

有专家提出，需要将"3.2.2平均治疗费用"细化为"平均住院西药费"。因为在精神专科医院中，主要是使用西药来治疗患者，而且治疗费用的定义范围过于宽泛，包含药物治疗费用、物理治疗费用、心理治疗费用等。建议采用病案首页中现成的"西药费"来取代原指标。经由研究团队讨论，决定将"3.2.2平均治疗费用"修改为"平均住院西药费"，并将该修改内容提交给第二（＋）轮专家咨询进行评估。

3. 第二（＋）轮专家咨询结果

在第二（＋）轮专家咨询中，该候选指标："3.2.2平均住院西药费"打"Y"的比率为100%，$\bar{x} \pm s$ 为8.37 ± 0.76，CV为0.09，满分比为52.63%，修改后的指标获得通过。

4. 改良德尔菲专家咨询的最终结果

经过专家的咨询，产生的最终结果如表3-8所示。

表3-8　改良德尔菲专家咨询确定的指标体系

一级指标	二级指标	三级指标
结构质量	服务能力	年门诊人次
		年急诊人次
		年出院人次
		开放床位数

（续表）

一级指标	二级指标	三级指标
结构质量	服务能力	医用建筑面积
		全院员工总数
		卫生专业技术人员占全体员工的比率
		高级职称人数占全体员工的比率
	组织与信息系统	不良事件报告系统
		医疗质量管理信息系统
		专职医疗质量管理部门
		患者身份识别系统
过程质量	病情评估	入院时躯体疾病评估
		入院时精神疾病共病评估
		入院时社会功能状态评估
		入院时人格评估
		自杀风险评估
	医疗过程	患者服药平均品种数
		三级查房
		心理治疗次数
	副反应监测	常规身高和体重的监测
		常规血糖的监测
		常规血脂的监测
		常规心电图的监测
		常规肝功能的监测
	医疗质量管理培训	医务人员常规接受医疗质量管理的培训
结果质量	治疗效果	平均CGI疗效指数
	住院费用	平均住院总费用
		平均住院西药费
	患者满意度	平均总体满意度
		平均医患沟通满意度
		平均隐私保护满意度
	医疗效率	平均住院日
		床位使用率

第二节　精神专科医院医疗质量评价
指标主观权重的确定

一、确定指标权重的方法

确定指标权重的方法主要有主观赋权法、客观赋权法和组合赋权法。主观赋权法是根据专家的经验、意愿来赋予指标权重,常用的有层次分析法(analytic hierarchy process,AHP)、德尔菲法等。客观赋权法则是根据指标的客观数值来计算各个指标的权重,常用的有主成分分析法、熵值法、多目标规划法、离差法及均方差法等。组合赋权法则由前两种方法结合而成,常用的有基于离差平方和的组合赋权法,以及基于最小二乘原理的组合赋权、基于离差函数和联合熵的组合赋权、线性加权单目标最优化法、嫡系数综合集成法等。

主、客观两种赋权方法均有优缺点。例如,主观赋权法简便易行,主要考虑专家的偏好,但是有可能脱离实际情况;客观赋权法虽然较好地考虑到了实际情况,但是有可能偏离决策者的主观意图,因此两种方法最好结合使用。

本研究拟采用AHP来确定指标的主观权重。AHP是一种适用于多目标决策的分析工具,由美国著名运筹学家Saaty于20世纪70年代提出。该方法将与决策相关的元素分解成为目标、准则、方案等层级,然后使用定性和定量的分析方法,将专家的经验判断进行量化,从而确定决策的方法。该方法具有系统、灵活、简洁的优点,因此被广泛地用于指标赋权的相关研究中。

AHP的基本思路是:首先构建一个有序的层次结构,然后比较各个层级之中两两元素之间的相对重要性,构建判断矩阵,再通过处理判断矩阵获得每个因素的相对重要程度。

二、AHP的基本步骤

（一）层次的建立

为了确定各个指标的权重，需要将所有指标划到不同的层级之中。精神专科医院医疗质量专家评价指标体系中共有三个层级，即一级指标、二级指标和三级指标，对应于AHP中的目标层、准则层和方案层。

（二）构建判断矩阵

本研究参照如表3-9所示的赋值表，对每一个层级的指标分别进行赋值，获得判断矩阵 $A=(a_{ij})_{n\times n}$。本研究邀请了参与第二轮改良德尔菲专家调查的19名专家分别赋值，并利用相关软件统计专家们的信息进行分析。

表3-9　AHP赋值表

分　值	定义（C与D为任意两个判定的因素）
1	C因素与D因素同等重要
3	C因素与D因素稍微重要
5	C因素与D因素较强重要
7	C因素与D因素强烈重要
9	C因素与D因素极端重要
2, 4, 6, 8	C因素与D因素重要性比较结果处于以上结果之间
倒数	假设C因素与D因素的重要性比值是 T_{cd}，那么D因素与C因素间的重要性就是 T_{cd} 的倒数

（三）层次单排序及一致性检验

使用几何平均法得到权重向量 W，将 A 因素按行相乘得到一个新的向量；将新向量的每个分量开 n 次方；将所得向量归一化，即权重向量。然后计算判断矩阵的最大特征值 λ_{max}。在计算出 λ_{max} 后，就可计算出一致性指标（consistency index，CI），并进行一致性检验。CI的计算公式如下：

$$CI = \frac{\lambda_{\max} - n}{n - 1}$$

在上述公式中, n 是判断矩阵的阶数。查表获得平均随机一致性指标RI,如表3-10所示。

表3-10　随机一致性指标

n	1	2	3	4	5	6	7	8	9	10	11	12	13	14	15
RI	0	0	0.58	0.90	1.12	1.24	1.32	1.41	1.45	1.49	1.51	1.54	1.56	1.58	1.59

在获得CI和RI值之后,计算一致性比例CR(consistency ratio):

$$CR = \frac{CI}{RI}$$

当CR＜0.1时,则说明判断矩阵的一致性可以满足要求,否则需要返回上一步重新调整判断矩阵,直至满足CR＜0.1[1]。

(四) 层次总排序及一致性检验

为了最终得到所有元素的权重,就需要做层次总排序,得到各个要素对系统总目标的组合权重,并同样要做一致性检验。

三、AHP 的结果

本研究将通过第二(＋)轮改良德尔菲专家咨询定稿后的精神专科医院医疗质量专家评价指标体系,制作成AHP专家问卷,投放给参与第二(＋)轮改良德尔菲专家咨询的19名专家。19名专家全部返回了有效的问卷结果。

本研究采用YAAHP 11.2软件对AHP结果进行计算,得到每个指标的权重,结果如表3-11所示。

---

[1] 汪应洛.系统工程:第2版［M］.北京:机械工业出版社,2003.

表3-11 精神专科医院医疗质量专家评价指标体系权重

层 级		指 标	权 重	组合权重	CR
一级指标	1.	结构质量	0.175	0.175	0.031
	2.	过程质量	0.211	0.211	
	3.	结果质量	0.614	0.614	
二级指标	1.1	服务能力	0.503	0.088	—
	1.2	组织与信息系统	0.497	0.087	
	2.1	病情评估	0.431	0.091	0.06
	2.2	医疗过程	0.194	0.041	
	2.3	副反应监测	0.270	0.057	
	2.4	医疗质量管理培训	0.104	0.022	
	3.1	治疗效果	0.534	0.328	0.029
	3.2	住院费用	0.134	0.082	
	3.3	患者满意度	0.256	0.157	
	3.4	医疗效率	0.077	0.047	
三级指标	1.1.1	年门诊人次	0.125	0.011	0.027
	1.1.2	年急诊人次	0.125	0.011	
	1.1.4	年出院人次	0.125	0.011	
	1.1.5	开放床位数	0.114	0.01	
	1.1.6	医用建筑面积	0.114	0.01	
	1.1.7	全院员工总数	0.125	0.011	
	1.1.8	卫生专业技术人员占全体员工的比率	0.125	0.011	
	1.1.9	高级职称人数占全体员工的比率	0.148	0.013	
	1.2.1	不良事件报告系统	0.241	0.021	0.009
	1.2.2	医疗质量管理信息系统	0.356	0.031	
	1.2.3	专职医疗质量管理部门	0.184	0.016	
	1.2.4	患者身份识别系统	0.218	0.019	
	2.1.1	入院时躯体疾病评估	0.156	0.014	0.018
	2.1.2	入院时精神疾病共病评估	0.178	0.016	
	2.1.3	入院时社会功能状态评估	0.189	0.017	
	2.1.4	入院时人格评估	0.122	0.011	
	2.1.5	自杀风险评估	0.356	0.032	
	2.2.1	患者服药平均品种数	0.268	0.011	0.048

（续表）

层　级		指　标	权　重	组合权重	CR
三级指标	2.2.2	三级查房	0.293	0.012	
	2.2.3	心理治疗次数	0.439	0.018	
	2.3.1	常规身高和体重的监测	0.179	0.01	0.029
	2.3.2	常规血糖的监测	0.196	0.011	
	2.3.3	常规血脂的监测	0.196	0.011	
	2.3.4	常规心电图的监测	0.214	0.012	
	2.3.5	常规肝功能的监测	0.214	0.012	
	2.4.1	医务人员常规接受医疗质量管理的培训	1.000	0.022	—
	3.1.1	平均CGI疗效指数	1.000	0.328	—
	3.2.1	平均住院总费用	0.610	0.05	—
	3.2.2	平均住院西药费	0.390	0.032	
	3.3.1	平均总体满意度	0.643	0.101	0.009
	3.3.2	平均医患沟通满意度	0.236	0.037	
	3.3.3	平均隐私保护满意度	0.121	0.019	
	3.4.1	平均住院日	0.532	0.025	—
	3.4.3	床位使用率	0.468	0.022	

由表3-11可见，在一级指标中，重要性的排序依次为：结果质量、过程质量、结构质量。在二级指标中，重要性排序的前三位依次是：治疗效果、患者满意度、病情评估。在三级指标中，重要性排序的前三位依次是：平均CGI疗效指数、平均总体满意度、平均住院总费用。

本研究基于文献回顾，采用改良的德尔菲法和层次分析法，构建基于"结构—过程—结果"分析框架的精神专科医院医疗质量专家评价指标体系。该体系包含一级指标3个、二级指标10个、三级指标34个。其中，结果指标居于最重要的位置。结果指标的总体权重为0.614，过程指标的权重为0.211，结构指标的权重为0.175。

在结果指标中，最重要的指标是平均CGI疗效指数，其次是平均总体满意度。这说明在专家看来，疗效是医疗质量的重中之重，这充分体现了咨询专家们以"以患者为中心""以结果为导向"的理念。

在该指标体系中,疗效指数是一个平衡了治疗效果和不良反应的指标。该指标只有在疗效好且不良反应少时,才能取得理想分数。该指标较常规的治愈、好转等疗效指标而言,多考虑了不良反应这个维度,因此具有更全面的、更平衡的特点。

该指标体系中引入了精神科的特色指标,例如入院时的精神状态评估、心理治疗次数、服药品种数等指标,充分体现了精神科住院患者的特点。

不同于国际上的其他精神卫生质量评价体系,该指标体系聚焦于精神专科医院,而不是整个精神卫生系统,因此其测量对象为精神专科医院这一类更微观、更具体的机构。

第三节　精神专科医院医疗质量 调查问卷的编制

精神专科医院医疗质量评价指标体系是一个具有层次结构的指标体系,为了获得相关指标的测量值,必须通过与之配套的调查问卷来进行信息收集。

根据上述研究所得的精神专科医院医疗质量专家评价指标体系,将所有指标按照采集数据的来源进行分类,可以分为医院填报信息、住院病历提取信息、患者自填信息三大类,因此调查问卷共分成三种。

对于问卷调查而言,只需要收集34个三级指标所需的信息即可,剩下的一级、二级指标通过数据计算就可获得。34个三级指标的具体信息来源如表3-12所示。

表3-12　精神专科医院医疗质量专家评价指标的信息来源

指　标	定　义	来　源
1.1.1　年门诊人次	一个自然年里,医院的门诊人次	医院填报
1.1.2　年急诊人次	一个自然年里,医院的急诊人次	医院填报
1.1.4　年出院人次	一个自然年里,医院的出院人次	医院填报
1.1.5　开放床位数	专科医院的开放床位数	医院填报
1.1.6　医用建筑面积	专科医院的医用建筑面积	医院填报
1.1.7　全院员工总数	专科医院的人力资源系统中所有登记在册的员工人数,包含编制内与编制外	医院填报
1.1.8　卫生专业技术人员占全体员工的比率	卫生专业技术人员在全体员工中的比率	医院填报
1.1.9　高级职称人数占全体员工的比率	高级职称人数在全体员工中的比率	医院填报
1.2.1　不良事件报告系统	全院有几套系统能上报与医疗相关的不良事件	医院填报
1.2.2　医疗质量管理信息系统	全院有几套能管理医疗质量的信息系统	医院填报
1.2.3　专职医疗质量管理部门	全院专司医疗质量管理部门的人数	医院填报
1.2.4　患者身份识别系统	全院有几套能识别患者身份的系统,系统标记应该附着在患者身上	医院填报
2.1.1　入院时躯体疾病评估	患者入院后,平均几个工作日内接受躯体疾病评估	住院病历提取
2.1.2　入院时精神疾病共病评估	患者入院后,平均几个工作日内接受精神疾病共病评估	住院病历提取
2.1.3　入院时社会功能状态评估	患者入院后,平均几个工作日内接受社会功能状态评估	住院病历提取
2.1.4　入院时人格评估	患者入院后,平均几个工作日内接受人格评估	住院病历提取
2.1.5　自杀风险评估	患者入院后,平均几个工作日内接受自杀风险评估	住院病历提取
2.2.1　患者服药平均品种数	出院带药时,患者平均带多少种精神科治疗药物	住院病历提取
2.2.2　三级查房	患者入院后,平均几个工作日内接受三级查房	住院病历提取
2.2.3　心理治疗次数	住院期间,患者平均每天接受多少次心理治疗	住院病历提取
2.3.1　常规身高和体重的监测	住院期间,患者平均多长时间接受一次身高和体重的监测	住院病历提取

（续表）

指　　标	定　　义	来　　源
2.3.2　常规血糖的监测	住院期间,患者平均多长时间接受一次血糖的监测	住院病历提取
2.3.3　常规血脂的监测	住院期间,患者平均多长时间接受一次血脂的监测	住院病历提取
2.3.4　常规心电图的监测	住院期间,患者平均多长时间接受一次心电图的监测	住院病历提取
2.3.5　常规肝功能的监测	住院期间,患者平均多长时间接受一次肝功能的监测	住院病历提取
2.4.1　医务人员常规接受医疗质量管理的培训	一个自然年里,在院级水平上针对医务人员的医疗质量管理培训的次数	医院填报
3.1.1　平均CGI疗效指数	出院时,患者的平均CGI疗效指数评分	住院病历提取
3.2.1　平均住院总费用	一个自然年里,次均住院总费用	医院填报
3.2.2　平均住院西药费	一个自然年里,次均住院西药费用	医院填报
3.3.1　平均总体满意度	出院时,患者的平均总体满意度	患者填报
3.3.2　平均医患沟通满意度	出院时,患者的平均医患沟通满意度	患者填报
3.3.3　平均隐私保护满意度	出院时,患者的平均隐私保护满意度	患者填报
3.4.1　平均住院日	一个自然年里,医院的平均住院日	医院填报
3.4.3　床位使用率	一个自然年里,医院的总体床位使用率	医院填报

针对三个不同信息来源的指标,分别编制相应的调查问卷,具体问卷见附录4、附录5、附录6。

一、调查问卷的信度和效度检验

（一）信度检验相关理论

调查问卷在编制完成之后,需要通过预调查来检验其信度和效度,以期为正式调查提供坚实可靠的调查工具。

信度（reliability）是指使用测量工具所得的测量结果的一致性程度。信度又可分为外在信度（external reliability）和内在信度（internal reliability）。外在信度是指不同的时间使用该测量工具所得的测量结果的一致性程度,一般使用重复测量的方法来进行检验。内在信度是指问卷中的每一道题与问卷整体的一致性程度,一般使用折半信度和克朗巴赫 α 系数来进行检验[①]。

1. 重测信度

重测信度又称为再测信度,假设被测试对象的相关属性在短时间内没有变化,使用相同的测量工具来测量相同的对象,前后两次测量结果之间的相关性即重测信度。

2. 折半信度

有些测量由于没有测量工具的副本,或者由于时间问题无法进行重测,在这种情况下,也可以将问卷的题目等分成两部分,再计算两部分总分之间的相关系数。由于条目分半后,问卷的长度出现变化,因此,为了还原问卷的检验结果,一般采用校正的公式来计算折半信度:

$$r_{u} = \frac{2r_{hh}}{1 + r_{hh}}$$

r_u 为整个问卷的信度,r_{hh} 为两部分测量结果的相关系数。

3. 克朗巴赫 α 系数

克朗巴赫 α 系数(Cronbach's Alpha)由克朗巴赫(Cronbach)于1951年提出来的[②]。该系数用来表示问卷内部结构的一致性,α 系数越高,则问卷内部的一致性越好。其计算公式为:

$$\alpha = \frac{K}{K-1} \left(1 - \frac{\sum S_i^2}{S^2} \right)$$

K 为问卷的题项数,$\sum S_i^2$ 为题项的方差总和,S^2 为题项加总后的

① 郭秀华.实用医学调查分析技术［M］.北京:人民军医出版社,2005.
② CRONBACH L J. Coefficient alpha and the internal structure of tests［J］. Psychometrika, 1951, 16（3）: 297-334.

方差。

在社会科学研究领域里，一般认为，如果是研制预测问卷，信度系数应该在0.50以上；如果是研制测量工具，信度系数应该在0.70以上[①]。

(二) 效度检验相关理论

效度(validity)是指使用测量工具所测得的结果能在多大程度上代表被测对象的真实特征，即测量结果的正确性。效度可以分为表面效度(face validity)、内容效度(content validity)、效标效度(criterion-related validity)和结构效度(construct validity)。

表面效度是指根据对调查问卷的直观感受所得的问卷与测量目标的一致性程度。

内容效度是指调查问卷内容的贴切性和代表性，即问卷条目能在多大程度上达到研究的目的，属于主观指标。

效标效度是指以一个公认有效的测量工具为参照标准，比较新工具所测量的结果与公认有效的测量工具所测量的结果之间的相关性。

结构效度是指问卷测量结果能够说明理论上的某种结构或特质的程度。结构效度是以理论逻辑分析为基础，又依据实际测量的结果来验证理论的正确性，因此是一种比较严谨可靠的效度检验方法。结构效度的测量一般分为两步：第一步是提出结构假设；第二步是对结构假设进行验证。在统计学上，效度分析最理想的手段就是使用因子分析的方法来判断问卷的结构效度。

因子分析的目的是检验归属于同一个概念的不同题项是否集中在同一个公共因子之中。这些公共因子代表了问卷的基本结构。通过因子分析的方法就可以检测出调查问卷是否测量出了研究者设计该调查

---

① HENSON R. Understanding internal consistency reliability estimates: a conceptual primer on coefficient alpha［J］. Measurement and Evaluation in Counseling and Development, 2001 (34): 177-189.

问卷时所假设的某种理论结构。

用来衡量结构效度的指标一般有因子载荷、共同度和公共因子累积方差贡献率。因子载荷反映某个原变量与某个公因子的相关程度；共同度反映的是公因子对原变量的解释程度；公共因子累积方差贡献率反映了公因子对原始指标的贡献程度。

在进行因子分析之前，通常需要首先判断该调查问卷是否适合做因子分析，一般采用KMO（Kaiser-Meyer-Olkin）检验来进行分析，KMO越大，表明越适合做因子分析。一般认为，当KMO < 0.5时，表明该问卷不适合做因子分析；当KMO > 0.9时，表明该问卷非常适合做因子分析[①]。

设计问卷的结构效度一般应该符合如下三个标准[②]：① 公共因子累积方差贡献率应大于40 %；② 每个题项在某个公共因子上的因子载荷应该大于0.4。

二、预调查的结果分析

预调查的主要目的是确认编制的调查问卷是否契合实际，能否客观地收集到评价体系所需要的相关信息，即确认调查问卷具有良好的信度和效度。

在本研究编制的机构调查问卷中，有17个调查条目；住院病历提取的调查问卷中有14个调查条目；患者满意度的调查问卷中有3个调查条目。

关于预调查的样本量，按照吴明隆的观点，以所有调查问卷中题项最多的分问卷为准，以其题项数量的3～5倍为原则；若要进行因子分

① 李灿，辛玲.调查问卷的信度与效度的评价方法研究［J］.中国卫生统计，2008（5）：
541-544.
② 李灿，辛玲.调查问卷的信度与效度的评价方法研究［J］.中国卫生统计，2008（5）：
541-544.

析,该比例应该扩大到5～10倍[①]。根据上述原则,结合本研究的实际情况,决定采取10倍数的原则,抽取P2和P14两家医院进行预调查,预调查患者的样本量定为140例。在预调查阶段,共收集到2家医院的机构调查问卷,127名出院患者的病历信息调查问卷和患者满意度调查问卷。

(一) 机构调查问卷的信度和效度分析

由于仅有2份问卷,无法执行信度分析。经过项目组专家审阅后,认为机构调查问卷具有较好的表面效度和内容效度,其他方面的效度尚无法测量。因为机构问卷主要是收集精神专科医院的基本信息,因此该问卷相对清晰明了。总体而言,该调查问卷可以当作调查工具投放到实地调查之中。

(二) 出院患者调查问卷的信度和效度分析

127名出院患者的年龄、受教育年限、入院GAF评分、住院天数如表3-13所示。

表3-13　预试验患者的年龄、受教育年限、入院GAF评分、住院天数

	最小值	最大值	均值	标准差	偏度	峰度
年龄	10	81	39.00	16.81	0.32	−0.65
受教育年限	6	19	11.70	3.29	0.09	−1.05
入院时GAF评分*	10	90	48.00	17.86	−0.09	−0.451
住院天数	2	121	34.64	22.02	1.18	2.07

*GAF, global assessment function, 即功能大体评定量表,临床医生应用本量表对患者的心理、社会和职业功能做出判定。

127名患者中,在婚姻状况方面,离异11人(占比为8.66%),丧偶4人(占比为3.15%),未婚44人(占比为34.65%),已婚68人(占比为53.54%);在疾病严重程度上,重度26人(占比为20.47%),偏重53人

① 吴明隆.SPSS统计应用实务:第1版[M].北京:中国铁道出版社,2000.

（占比为41.73%），中度48人（占比为37.80%）；在平均CGI疗效指数上，1分的有1人（占比为0.79%），1.33分的有6人（占比为4.72%），1.5分的有13人（占比为10.24%），2分的有15人（占比为11.81%），3分的有8人（占比为6.30%），4分的有84人（占比为66.14%）；在出院诊断上，器质性精神障碍的有5人（占比为3.94%），精神活性物质所致的精神和行为障碍的有6人（占比为4.72%），精神分裂症谱系障碍的有49人（占比为38.58%），心境障碍的有46人（占比为36.22%），神经症性系列障碍的有19人（占比为14.96%），其他2人（占比为1.57%）。

使用该问卷提取的127名患者的临床信息汇总如表3-14所示。

表3-14　预试验患者的临床信息汇总

	最小值	最大值	平均值	标准差	偏度	峰度	正态性检验 P 值
入院时躯体疾病评估	1	1	1.00	0	—	—	
入院时精神疾病共病评估	1	1	1.00	0	—	—	
入院时社会功能状态评估	1	1	1.00	0	—	—	
入院时人格评估	1	1	1.00	0	—	—	
自杀风险评估	1	1	1.00	0	—	—	
患者服药平均品种数	0	6	2.22	1.06	0.32	0.27	0.24
三级查房	2	12	8.69	1.41	0.49	-0.67	0.00
心理治疗次数	0	2.8	0.36	0.26	1.06	5.24	0.00
常规身高和体重的监测	20	45	33.48	4.35	-0.32	-1.04	0.00
常规血糖的监测	3	90	24.24	10.83	1.18	9.36	0.00
常规血脂的监测	7	90	24.50	10.78	1.15	9.49	0.00
常规心电图的监测	7	90	24.56	10.78	1.15	9.49	0.00

在问卷中，"入院时躯体疾病评估；入院时精神疾病共病评估；入院时社会功能状态评估；入院时人格评估；自杀风险评估"，5道题所提取

的信息均为"1",未体现出区分度。由于预试验数据仅来源于2家医院,经过项目组专家讨论后,建议保留这5项条目进入正式调查之中。

在咨询相关专家后,研究团队认为出院患者病历信息调查问卷类似于临床试验中的CRF表(临床试验观察表),其用途是提取相关数据,经过项目组专家审阅后,认为该出院患者病历信息调查问卷具有较好的表面效度和内容效度,可以当作调查工具投放到实地调查之中。

(三) 患者住院满意度调查问卷的信度和效度分析

该问卷包含患者基本信息、三个与住院满意度相关的封闭式问题以及一个开放式问题,并使用李克特(Likert)5分制来进行评分。1分表示很不满意,5分表示很满意,详见附录6。

三个封闭式问题如下:

(1)您对本次住院期间医患沟通的满意程度?

(2)您对本次住院期间隐私保护的满意程度?

(3)您对本次住院的总体满意程度?

开放式问题为:您对本次住院服务的其他意见与建议?

三个条目的得分情况如表3-15所示。

表3-15　预试验患者的满意度

	最小值	最大值	平均值	标准差	偏度	峰度	正态性检验P值
医患沟通	1	5	4.69	0.66	−3.20	13.81	0.00
隐私保护	2	5	4.68	0.58	−1.87	3.78	0.00
总体满意度	2	5	4.52	0.69	−1.11	−0.06	0.00

该问卷三个条目的Cronbach's α系数为0.852。

该问卷KMO和Bartlett球形检验结果如下:KMO=0.654,Bartlett球形检验的χ^2=198.178,P<0.001,表明该问卷适合进行因子分析。

因子分析的结果表明,医患沟通的提取值为0.76,隐私保护的提取值为0.88,总体满意度的提取值为0.71;总方差解释中,提取载荷平方和的方差百分比为78.23%。患者住院满意度调查问卷的成分矩阵分析的结果如表3-16所示。

表3-16　患者住院满意度调查问卷的成分矩阵

	组件1
医患沟通	0.87
隐私保护	0.94
总体满意度	0.84

患者住院满意度调查问卷符合α大于0.7的信度要求；符合公共因子的累积方差贡献率应大于40%，且每个题项在某个公共因子上的因子载荷应该大于0.4的结构效度要求。因此，预试验结果表明，该患者住院满意度调查问卷具有较好的信度与效度，可以投放到实际调查之中。

第四节　精神专科医院现场调查的实证研究

一、目标医院的选定

省级精神专科医院的现场调查通过2017年"全国进一步改善医疗服务行动计划效果第三方评估"的平台实施。该评估活动于2017年12月18日至31日在全国范围内同步举行。

在全国范围内，精神专科医院的数量超过1 000家，但这些医院在地域的分布上并不均衡。在本次调查中，通过便利抽样的方法，选取位于中国大陆31个省、自治区的省会城市和直辖市中的精神专科医院。

按此标准，在西藏、甘肃未能抽取到目标医院，在北京市抽取3家目标医院，在安徽省抽取2家目标医院，因此共有32家医院入选，具体如表3-17所示。

表3-17　样本医院清单

省区市	城　市	医院编码	级　别
北京	北京	P01	三甲
北京	北京	P02	三甲
北京	北京	P03	三甲
天津	天津	P04	三甲
河北	石家庄	P05	二甲
山西	太原	P06	三甲
内蒙古	呼和浩特	P07	三甲
辽宁	沈阳	P08	三级
吉林	长春	P09	二甲
黑龙江	哈尔滨	P10	三级
上海	上海	P11	三级
江苏	南京	P12	三级
浙江	杭州	P13	三甲
安徽	合肥	P14	三甲
安徽	合肥	P15	三级
福建	福州	P16	三甲
江西	南昌	P17	三甲
山东	济南	P18	三甲
河南	郑州	P19	二级
湖北	武汉	P20	三级
湖南	长沙	P21	三甲
广东	广州	P22	三甲
广西	南宁	P23	二甲
海南	海口	P24	二甲
重庆	重庆	P25	三级
四川	成都	P26	三甲
贵州	贵阳	P27	三级
云南	昆明	P28	三甲
陕西	西安	P29	三甲
青海	西宁	P30	三甲
宁夏	银川	P31	三级
新疆	乌鲁木齐	P32	三级

二、患者样本量的设定

在每个目标医院中,采用配额抽样的方法,抽取调查期间正在办理出院手续的患者。由于需要抽取到一定数量的患者,来反映该医院的总体医疗质量水平。因此每家医院患者配额的多少,参照有限总体的单纯随机抽样的样本含量估计公式,以患者满意度为参考指标,来计算样本量[①]:

$$n=\left(\frac{u_{\frac{a}{2}}\sigma}{\delta}\right)^2$$

$$n_c=\frac{n}{1+\frac{n}{N}}$$

$u_{\frac{a}{2}}$取1.96,容许误差δ取0.1σ,n取整数后为384。然后通过医院官网及其他公开信息途径获取医院的床位数和周转率信息,再根据医院的床位数和周转率,估算2017年12月18日至31日的出院患者总数N,再估算出校正后的n_c,调整后的配额结果及实际完成率如表3-18所示。

如表3-18所示,只有P25和P26两家医院未能完成配额。究其原因,其中一家医院由于院区装修,住院患者数量大幅减少;另一家医院由于计划搬迁院区,暂缓了患者的入院收治工作。因此,本研究总体上完成了98.35%的配额任务。

表3-18　目标医院患者样本量设定及实际完成情况

医院ID	配额	实际完成	完成率/%
P01	50	51	102.00
P02	100	100	100.00
P03	50	50	100.00

[①] 杨土保.医学科学研究与设计:第2版[M].北京:人民卫生出版社,2013.

（续表）

医院 ID	配额	实际完成	完成率/%
P04	100	102	102.00
P05	50	51	102.00
P06	50	50	100.00
P07	50	50	100.00
P08	50	50	100.00
P09	50	50	100.00
P10	50	50	100.00
P11	100	100	100.00
P12	100	100	100.00
P13	50	50	100.00
P14	50	50	100.00
P15	50	50	100.00
P16	50	50	100.00
P17	50	50	100.00
P18	50	51	102.00
P19	50	50	100.00
P20	50	50	100.00
P21	50	54	108.00
P22	100	106	106.00
P23	50	50	100.00
P24	50	50	100.00
P25	30	18	60.00
P26	100	65	65.00
P27	50	50	100.00
P28	50	52	104.00
P29	50	50	100.00
P30	20	20	100.00
P31	20	20	100.00
P32	50	50	100.00
总计	1 820	1 790	98.35

三、精神专科医院现场调查结果

本研究在32家参加调查的精神专科医院中,共完成对1 790名患者的调查。调查员收集到数据后,及时录入调查信息系统。若有信息缺失或出现极端值,调查员需要与患者的主管医生进行核实、确认,以确保获取信息的完整性和准确性。

经过信息核查,发现有113名患者的GAF评分缺失,占比为6.31%。经过与相关主管医生的沟通和确认,该113名患者的社会功能在入院时均受到检视,但由于医生评估技能的问题,未给出GAF评分。因此,该GAF评分视同缺失数据。

按照缺失数据的处理方式,在本研究中采用分层均值插补法对缺失的数据进行填充,即用该患者所在医院的样本患者GAF评分均值来代替缺失值。

经过资料补齐、信息核对与数据清洗之后,将1 790名患者的数据均纳入统计分析。

(一) 患者基本情况的分析

1 790名患者中920名为女性,870名为男性,其年龄、受教育年限、入院时GAF评分、住院天数如表3-19所示。

表3-19　患者的年龄、受教育年限、住院天数

	最小值	最大值	均值	标准差	偏度	峰度
年龄	8	96	40.02	16.55	0.44	2.60
受教育年限	3	21	11.16	3.50	0.25	2.09
入院时GAF评分	5	90	46.89	18.02	−0.187	−0.582
住院天数	1	661	46.20	52.43	4.71	36.99

1 790名患者中,在婚姻状况上,离异149人(占比为8.32%),丧偶48人(占比为2.68%),未婚717人(占比为40.06%),已婚876人(占比为48.94%);在疾病严重程度上,极重度47人(占比为2.63%),重度372人(占比为20.78%),偏重689人(占比为38.49%),中度533人(占比为29.78%),轻度149人(占比为8.32%);在CGI疗效指数上,1分10

人（占比为0.56%），1.33分146人（占比为8.16%），1.5分233人（占比为13.02%），2分285人（占比为15.92%），3分83人（占比为4.64%），4分1 033人（占比为57.71%）；在出院诊断上，器质性精神障碍90人（占比为5.03%），精神活性物质所致的精神和行为障碍82人（占比为4.58%），精神分裂症谱系障碍855人（占比为47.77%），心境障碍572人（占比为31.96%），神经症性系列障碍157人（占比为8.77%），其他34人（占比为1.90%）。

1 790名患者的临床信息汇总如表3-20所示。

表3-20 患者的临床信息

	最小值	最大值	平均值	中位数	标准差	偏度	峰度	正态性检验P值
入院时躯体疾病评估	1	1	1	1	0			
入院时精神疾病共病评估	1	1	1	1	0			
入院时社会功能状态评估	1	1	1	1	0			
入院时人格评估	1	1	1	1	0			
自杀风险评估	1	1	1	1	0			
患者服药品种数	0	9	2.36	2	1.24	0.85	5.07	0.00
三级查房	7	12	8.69	8.50	1.40	0.50	2.33	0.00
心理治疗次数	0	3.65	0.42	0.30	0.45	2.05	10.18	0.00
常规身高和体重的监测	25	40	33.40	34.00	4.30	−0.33	1.93	0.00
常规血糖的监测	7	90	23.55	31.00	10.98	1.22	11.47	0.00
常规血脂的监测	7	90	24.27	30.00	11.20	1.64	13.44	0.00
常规心电图的监测	7	90	23.99	31.00	11.66	1.78	13.36	0.00
常规肝功能的监测	7	90	23.38	29.00	11.51	1.64	12.66	0.00
医患沟通满意度	1	5	4.67	5.00	0.59	−2.59	13.82	0.00
隐私保护满意度	1	5	4.70	5.00	0.54	−2.43	13.06	0.00
总体满意度	1	5	4.69	5.00	0.53	−2.00	9.76	0.00

（二）医院指标的风险调整模型

由于32家医院中的1 790名患者病情各异,在基线水平上不一定具有可比性,因此需要将专家评价模型中的测量结果进行标化后,方能比较各个医院的医疗质量。

风险调整(risk adjustment)是一种标化方法,用来调整不同医院中的患者由于病情特征不同而导致的医疗结局上的差异。通过风险调整找到具有统计学意义和临床意义的风险因素,从而预测患者的结局,并基于此给出标准化率(standardized rate,SR),这样就可以使不同医疗机构间的医疗结局公平可比。标准化率可以理解为在某家医院中某现象的实际发生率除以预测发生率,即OE比值,再乘以所有医院的总体发生率。在风险调整方法中,最常用的是基于logistic回归的标准化率的计算法。

在精神专科医院医疗质量专家评价模型中,机构层面的结果指标包括:疗效指数、住院总费用、住院西药费用、患者总体满意度、患者医患沟通满意度和患者隐私保护满意度。其中,次均住院总费用和次均住院西药费用,是在机构层面上获得全年的数据,应该使用全年的患者数据来进行风险调整,而不宜使用一个横断面的1 790名患者的数据来进行风险调整。而平均疗效指数是从1 790名患者的信息中获得的,因此可以使用1 790名患者的数据来对平均疗效指数进行风险调整。

根据精神科风险调整的经验[1],本研究需要将收集到的相关社会人口学特征及临床相关信息纳入疗效指数的风险调整模型中。由于57.71%的患者疗效指数为4,为了便于统计分析,将疗效指数转化为二分类变量,疗效指数4为一类,其他疗效指数为一类。疗效指数的相关风险调整因素如表3-21所示。

---

[1] DOW M G, BOAZ T L, THORNTON D. Risk adjustment of Florida mental health outcomes data: concepts, methods, and results[J]. The Journal of Behavioral Health Services & Research, 2001, 28(3): 258-272.

表3-21　患者的特征与疗效指数之间的相关性分析

特征变量	变量分类及描述	例数	占比/%	疗效指数为4的例数	疗效指数为4的占比/%	χ^2	P值
年龄/岁	8～20	213	11.9	128	60.09	7.085 8	0.214
	21～30	391	21.84	228	58.31		
	31～40	340	18.99	208	61.18		
	41～50	383	21.4	219	57.18		
	51～60	241	13.46	138	57.26		
	61～96	222	12.4	112	50.45		
性别	男	870	48.60	501	57.83	0.01	0.918
	女	920	51.40	532	57.59		
婚姻	未婚及其他	914	51.06	513	56.13	1.92	0.166
	已婚	876	48.94	520	59.36		
教育	初中及以下	841	46.98	483	57.43	1.25	0.535
	高中	513	28.66	289	56.33		
	大学及以上	436	24.36	261	59.86		
出院诊断	器质性精神障碍	90	5.03	33	36.67	42.19	0.000
	精神活性物质所致的精神和行为障碍	82	4.58	41	50.00		
	精神分裂症谱系	855	47.77	460	53.80		
	心境障碍	572	31.96	375	65.56		
	神经症性系列及其他	191	10.67	124	64.92		
合并躯体疾病	否	1 384	77.32	824	59.54	8.36	0.004
	是	406	22.68	209	51.48		
合并精神科疾病	否	1 773	99.05	1 029	58.04	8.22	0.004
	是	17	0.95	4	23.52		
入院时疾病严重程度	极重度	47	2.63	0	0	13 000	0.000
	重度	372	20.78	295	79.30		
	偏重	689	38.49	633	91.87		
	中度	533	29.78	533	100		
	轻度	149	8.32	149	100		
合并人格障碍	否	1 635	91.34	905	55.35	43.01	0.000
	是	155	8.66	27	17.42		

（续表）

特征变量	变量分类及描述	例数	占比/%	疗效指数为4的例数	疗效指数为4的占比/%	χ^2	P值
入院时GAF评分	＜50分	1 060	59.22	598	56.42	1.78	0.182
	≥50分	730	40.78	435	59.59		
强制入院	否	930	51.96	549	59.03	1.39	0.239
	是	860	48.04	484	56.28		
首次入院	否	976	54.53	532	54.51	9.01	0.003
	是	814	45.47	501	61.55		
医保类型	公费	99	5.53	51	51.52	2.63	0.621
	城镇职工	511	28.55	289	56.56		
	城镇居民	285	15.92	171	60.00		
	新农合	397	22.18	230	57.93		
	其他	498	27.82	292	58.63		
住院时间	≤30天	833	46.54	462	55.46	3.76	0.153
	31~60天	601	33.58	364	60.57		
	＞60天	356	19.89	207	58.15		

分析结果显示,共有出院诊断、合并躯体疾病、合并精神科疾病、入院时疾病严重程度、合并人格障碍、是否首次入院6个因素与疗效指数存在显著相关性。Logistic回归分析结果如表3-22所示。

表3-22 患者疗效指数影响因素回归分析

自变量	变量分类及描述	OR	95% 置信区间		P值
诊断（Ref: 神经症性系列及其他）					
	器质性精神障碍	1.484	0.723	3.046	0.282
	精神活性物质所致的精神和行为障碍	0.884	0.445	1.753	0.723
	心境障碍	0.578	0.238	1.407	0.227
	精神分裂症谱系	0.461	0.157	1.353	0.159
合并躯体疾病（Ref: 否）		0.658	0.437	0.991	0.045
合并精神疾病（Ref: 否）		0.320	0.068	1.496	0.148
合并人格障碍（Ref: 否）		0.224	0.117	0.428	0.000

（续表）

自变量	变量分类及描述	OR	95%置信区间		P值
首次住院（Ref：否）		1.326	0.927	1.897	0.123
入院时疾病严重程度（Ref：极重度）					
	重度	1.828	0.427	7.827	0.416
	偏重	62.717	14.642	268.632	0.000
	中度	204.535	42.565	982.842	0.000
	轻度	2 095.116	389.805	11260.770	0.000
常数项	0.217	0.188	1.184	0.217	0.040

将该风险调整模型应用于32家医院之后，调整后的疗效指数如表3-23所示。

表3-23　医院实际疗效指数与调整后疗效指数的变化

医院代码	患者样本数	疗效指数为4的例数	疗效指数为4的比率/%	标准化后的疗效指数为4的比率/%	OE比（实际/预测）
P01	51	26	50.98	31.91	1.598
P02	100	56	56.00	36.51	1.534
P03	50	28	56.00	52.19	1.073
P04	102	51	50.00	43.47	1.150
P05	51	27	52.94	56.10	0.944
P06	50	31	62.00	60.70	1.021
P07	50	38	76.00	62.64	0.575
P08	50	35	70.00	62.89	1.113
P09	50	33	66.00	55.68	1.185
P10	50	32	64.00	51.84	1.234
P11	100	58	58.00	43.78	1.325
P12	100	65	65.00	54.08	1.202
P13	50	32	64.00	58.85	1.087
P14	50	29	58.00	73.50	0.789
P15	50	24	48.00	56.76	0.846
P16	50	22	44.00	53.81	0.818
P17	50	35	70.00	54.84	1.276
P18	51	28	54.90	53.85	1.019

（续表）

医院代码	患者样本数	疗效指数为4的例数	疗效指数为4的比率/%	标准化后的疗效指数为4的比率/%	OE比（实际/预测）
P19	50	38	76.00	86.01	0.535
P20	50	16	32.00	26.95	1.187
P21	54	35	64.81	54.82	1.182
P22	106	69	65.09	51.41	1.266
P23	50	32	64.00	77.25	0.595
P24	50	34	68.00	97.59	0.697
P25	18	10	55.56	54.40	1.021
P26	65	29	44.62	55.48	0.804
P27	50	28	56.00	79.69	0.703
P28	52	22	42.31	61.16	0.692
P29	50	28	56.00	55.58	1.008
P30	20	12	60.00	60.49	0.992
P31	20	14	70.00	80.25	0.561
P32	50	33	66.00	69.82	0.945

（三）风险调整之后的医院指标描述

经过风险调整后，每家医院相关的指标得到更新。由于在患者层面上，资料为非正态分布，因此取相应患者指标的中位数水平，来代表医院的整体水平。经过风险调整之后，32家医院的数据描述如表3-24所示。其中，疗效指数指标用风险调整后的OE值来代表，以便后续计算。

表3-24　样本医院机构数据概况

	最小值	最大值	均值	标准差	偏度	峰度	正态检验 P值
年门诊人次	18 470	807 900	232 845	197 781.600	1.623	5.165	0.001
年急诊人次	0	16 598	3 395	4 546.201	1.719	4.967	0.001
年出院人次	859	20 747	6 862	4 689.240	1.349	4.409	0.006
开放床位数	169	2 134	901	478.246	0.779	3.243	0.104
医用建筑面积	2 684	110 000	39 383.8	23 120.080	1.144	4.864	0.008

（续表）

	最小值	最大值	均值	标准差	偏度	峰度	正态检验 P值
全院员工总数	262	1 408	695	310.692	0.869	3.031	0.089
卫生专业技术人员占全体员工的比率	0.624	0.880	0.773	0.067	−0.383	2.663	0.583
高级职称人数占全体员工的比率	0.027	0.305	0.120	0.054	1.158	5.770	0.003
不良事件报告系统	0	1	0.718 75	0.457	−0.973	1.947	0.021
医疗质量管理信息系统	0	5	0.75	1.136	2.381	8.908	0.000
专职医疗质量管理部门	0	5	1.156 25	1.394	1.243	3.600	0.016
患者身份识别系统	0	1	0.562 5	0.504	−0.252	1.063	0.000
入院时躯体疾病评估	1	1	1	0.000	—	—	—
入院时精神疾病共病评估	1	1	1	0.000	—	—	—
入院时社会功能状态评估	1	1	1	0.000	—	—	—
入院时人格评估	1	1	1	0.000	—	—	—
自杀风险评估	1	1	1	0.000	—	—	—
患者服药平均品种数	1.14	3.2	2.272	0.423	−0.128	3.661	0.397
三级查房	7	12	8.688	1.424	0.498	2.329	0.306
心理治疗次数	0.05	0.75	0.401	0.183	0.070	2.418	0.863
常规身高和体重的监测	25.35	40.7	33.465	4.389	−0.305	1.958	0.130
常规血糖的监测	25.55	40	33.188	4.078	−0.321	2.070	0.226
常规血脂的监测	25.57	86.19	54.496	21.669	1.045	4.719	0.012
常规心电图的监测	30	82.36	54.595	21.661	1.098	4.710	0.010
常规肝功能的监测	28.01	81.54	52.459	20.859	1.313	5.752	0.002
医务人员常规接受医疗质量管理的培训	2	65	18.344	21.646	1.166	2.735	0.035

（续表）

	最小值	最大值	均值	标准差	偏度	峰度	正态检验 P值
平均CGI疗效指数（OE值）	0.535	1.598	0.999	0.273	0.083	2.464	0.896
平均住院总费用	10 953.29	26 646.81	17 388.66	3 415.07	0.467	0.764	0.200
平均住院西药费	838.94	1 919.53	1 416.62	274.17	−0.182	−0.302	0.200
平均总体满意度	4.06	5	4.684	0.233	−0.737	2.927	0.145
平均医患沟通满意度	3.85	5	4.641	0.266	−0.946	3.781	0.038
平均隐私保护满意度	4.12	5	4.687	0.243	−0.693	2.642	0.185
平均住院日	15.9	87.21	50.994	24.573	1.156	5.405	0.005
床位使用率	67.31	169.6	101.999	19.607	1.027	5.953	0.004

（四）医院指标的标准化处理

由于医院指标的条目均有量纲，为了消除量纲的影响，同时为了与专家评价模型中的指标权重进行对应，不同的指标需要通过不同的标准化处理之后，才能与主观权重相乘，再得到每家医院的总分值。

指标数据的标准化，是指按照特定的计算方式和方向，消除指标数据的量纲，最终得到一个无量纲的相对数的过程。

对于正态分布的数据而言，可以通过Z变换得到标准化数据。对于非正态分布数据而言，可以采用正向指标的标准化、负向指标的标准化、适中指标的标准化三大类处理方式。

1. 正向指标的标准化

正向指标的指数值越大，意味着精神专科医院的医疗质量越高，它代表着患者、医院或专家期待的方向，例如风险调整后的OE值、满意度等。

设：x_{ij}为第i个评价对象第j个指标进行标准化处理后的值；v_{ij}为第i个评价对象第j个指标的原始数值；$\min(v_{ij})$为第j个指标的最小值；$\max(v_{ij})$为第j个指标的最大值，则有：

$$x_{ij} = \frac{v_{ij} - \min\limits_{1 \leqslant i \leqslant m}(v_{ij})}{\max\limits_{1 \leqslant i \leqslant m}(v_{ij}) - \min\limits_{1 \leqslant i \leqslant m}(v_{ij})}$$

2.负向指标的标准化

负向指标的指数值越小,意味着精神专科医院的医疗质量越高,例如住院日、住院费用、尽早做病情评估、尽早实施三级查房、经常监测躯体指标等。

患者出院带药的品种数越少,说明住院治疗的疗效越好,患者在院外需要服用的药物越少,因此,将其定义为负向指标。标化化计算公式为:

$$x_{ij} = \frac{\max\limits_{1 \leqslant i \leqslant m}(v_{ij}) - v_{ij}}{\max\limits_{1 \leqslant i \leqslant m}(v_{ij}) - \min\limits_{1 \leqslant i \leqslant m}(v_{ij})}$$

3.适中指标的标准化

适中指标即意味着对该指标而言,存在一个标准化的参考值,越靠近该参考值,医院的医疗质量越好。例如医院病床使用率,推荐的使用率是93%[1],高于该使用率,存在院内感染的可能性;低于该使用率,则存在着医疗资源的浪费。

设 $M = \max\{(v_{j0} - \min(v_{ij})), [\max(v_{ij}) - v_{j0}]\}$,标准化计算公式为:

$$x_{ij} = \begin{cases} 1 - \dfrac{v_{j0} - v_{ij}}{M}, & v_{ij} < v_{j0} \\ 1, & v_{ij} = v_{j0} \\ 1 - \dfrac{v_{ij} - v_{j0}}{M}, & v_{ij} > v_{j0} \end{cases}$$

---

① 中国医院协会.三级综合医院评审标准实施细则(2011年版)[M].北京:人民卫生出版社,2011.

在调查数据中,开放床位数、全院员工总数、卫生专业技术人员占全体员工的比率、患者服药平均品种数、三级查房、心理治疗次数、常规身高和体重的监测、常规血糖的监测、平均CGI疗效指数、平均住院总费用、平均住院西药费、平均总体满意度、平均隐私保护满意度等指标满足正态分布,其他指标不满足正态分布的要求。对于非正态分布指标,将采用正向标化、负向标化和适中标化的方法来处理。其中,床位使用率的适中值参照三级医院等级评审中的要求取值。

对于正态分布指标若采用Z转换进行标化,将出现负值,从而影响综合评分的准确性。因此,统一按照非正态分布数据的处理方式来进行标化。按照上述标化方法,确定每项指标的标化方法,如表3-25所示。

表3-25　精神专科医院医疗质量评价指标的标化方法

指　　标	标化方法	适中值
年门诊人次	正向标化	
年急诊人次	正向标化	
年出院人次	正向标化	
开放床位数	正向标化	
医用建筑面积	正向标化	
全院员工总数	正向标化	
卫生专业技术人员占全体员工的比率	正向标化	
高级职称人数占全体员工的比率	正向标化	
不良报告系统	正向标化	
医疗质量管理信息系统	正向标化	
专职医疗质量管理部门	正向标化	
患者身份识别系统	正向标化	
入院时躯体疾病评估	负向标化	
入院时精神疾病共病评估	负向标化	
入院时社会功能状态评估	负向标化	
入院时人格评估	负向标化	
自杀风险评估	负向标化	
患者服药平均品种数	负向标化	

（续表）

指　标	标化方法	适中值
三级查房	负向标化	
心理治疗次数	正向标化	
常规身高和体重的监测	负向标化	
常规血糖的监测	负向标化	
常规血脂的监测	负向标化	
常规心电图的监测	负向标化	
常规肝功能的监测	负向标化	
医务人员常规接受医疗质量管理的培训	正向标化	
平均CGI疗效指数（OE值）	正向标化	
平均住院总费用	负向标化	
平均住院西药费	负向标化	
平均总体满意度	正向标化	
平均医患沟通满意度	正向标化	
平均隐私保护满意度	正向标化	
平均住院日	负向标化	
床位使用率	适中标化	93%

（五）专家评价模型的评价结果

每家医院的测量指标数据按照上述方式进行标化，每个指标均得到无量纲的标准化值。由于"入院时躯体疾病评估、入院时精神疾病共病评估、入院时社会功能状态评估、入院时人格评估、自杀风险评估"5项指标没有差异性，无法计算出标准化值，因此从主观评价模型中被移除。剔除后的模型中，共有3个一级指标、10个二级指标、29个三级指标。

专家评价模型的评价结果如表3-26所示。

表3-26　专家评价模型的评价结果

医院编码	标准化总分	名次	结构维度得分	名次	过程维度得分	名次	结果维度得分	名次
P01	0.661	2	0.070	16	0.098	1	0.493	2
P02	0.638	3	0.081	7	0.094	2	0.463	3

（续表）

医院编码	标准化总分	名次	结构维度得分	名次	过程维度得分	名次	结果维度得分	名次
P03	0.463	17	0.073	14	0.054	24	0.336	16
P04	0.542	10	0.081	8	0.052	29	0.409	8
P05	0.387	24	0.062	17	0.053	25	0.271	24
P06	0.314	31	0.036	28	0.031	31	0.247	26
P07	0.229	32	0.047	24	0.058	21	0.124	32
P08	0.406	21	0.080	9	0.024	32	0.302	20
P09	0.552	7	0.031	30	0.069	11	0.451	5
P10	0.542	11	0.052	21	0.082	5	0.408	9
P11	0.700	1	0.120	2	0.052	28	0.528	1
P12	0.616	4	0.132	1	0.073	9	0.412	7
P13	0.544	9	0.084	5	0.082	4	0.377	12
P14	0.353	26	0.035	29	0.083	3	0.236	29
P15	0.505	13	0.111	3	0.079	8	0.315	18
P16	0.463	16	0.075	13	0.066	17	0.322	17
P17	0.465	14	0.040	26	0.064	18	0.361	14
P18	0.511	12	0.077	11	0.071	10	0.362	13
P19	0.326	29	0.019	32	0.053	27	0.255	25
P20	0.592	6	0.071	15	0.067	14	0.454	4
P21	0.550	8	0.093	4	0.067	16	0.390	10
P22	0.598	5	0.083	6	0.082	6	0.434	6
P23	0.377	25	0.078	10	0.069	12	0.230	30
P24	0.391	23	0.047	23	0.055	23	0.289	21
P25	0.455	18	0.022	31	0.049	30	0.384	11
P26	0.428	20	0.076	12	0.079	7	0.273	23
P27	0.350	27	0.044	25	0.067	15	0.239	28
P28	0.321	30	0.051	22	0.053	26	0.216	31
P29	0.465	15	0.052	20	0.062	20	0.351	15
P30	0.404	22	0.055	19	0.068	13	0.281	22
P31	0.333	28	0.037	27	0.057	22	0.239	27
P32	0.432	19	0.062	18	0.064	19	0.306	19

　　将该评价结果呈现给精神专科医院管理专家和精神科医务人员审阅,所有审阅者均认为该评价结果与同行心目中的排序基本吻合,表明

专家评价模型的评价结果具有一定的科学性。

参照量表的评价方法，主观评价模型的整体Cronbach's α系数为0.782，结构维度的Cronbach's α系数为0.747，过程维度的Cronbach's α系数为0.662，结果维度的Cronbach's α系数为0.605，说明实证评价模型的信度尚可接受。

主观评价模型的产生经过了文献分析、改良的德尔菲法、专家访谈等环节。在这个过程中，专家对主观评价的指标体系已经达成了共识。主观评价模型的评价结果，按照结构—过程—结果三个维度进行相关性分析，结果显示结果维度的评价结果与结构维度、过程维度的评价结果显著正相关。对主观评价模型进行KMO和Bartlett球形检验，KMO＝0.291，球形检验的结果显示χ^2＝885.511，$P < 0.001$，并不满足做因子分析的条件。

综合上述分析，主观评价模型的信度和效度均可以接受。

经过实地调查收集相关数据，对于患者层面的结果指标进行风险调整之后，运用专家评价模型所得到的评估结果，与专业人员心目中的精神专科医院医疗质量排序呈现出一定的吻合度。同时，指标体系的制定过程，严格遵循了相应的规程，指标体系的信度、效度检测提示信度和效度均可以接受。因此，该专家评价模型在实践中具有一定的实用价值，可以在更大范围内使用。

第四章

基于PLS-SEM建立精神专科医院医疗质量评价指标体系

第一节 基于PLS-SEM建立评价
指标体系的理论基础

一、结构方程模型理论

在考察若干自变量和若干因变量之间的关系时,应用传统多因素分析方法的前提是假设这些自变量是可以直接观测到的,并且因变量之间一般没有联系。然而在许多研究中,很多变量是无法通过直接测量获得的,并且它们之间还可能存在某种联系,甚至是因果性质的关系。因此,对于这类研究,传统的分析方法在很大程度上受到限制。为了解决这类问题,瑞典学者Karl G. Jöreskog和Dag Sörbom于20世纪80年代提出了结构方程模型(structural equation modeling,简称SEM)的统计理论[①]。该理论是对传统统计方法中的方差分析、探索性因子分析(exploratory factor analysis)、验证性因子分析(confirmatory factor analysis)、路径分析(path analysis)及多元回归分析(multiple regression)的综合运用和改进提升,目前已经成为一种通用的线性统计建模方法,在经济学、心理学、社会学等领域中得到了非常广泛的使用,被誉为"第二代多元统计方法"[②]。

(一)结构方程模型基本概念

结构方程模型中包括可观测变量和不可观测变量两种。可观测变量是可以直接观测的,在研究中能够收集到数据的变量,也被称为

---

① JÖRESKOG K, SÖRBOM D. Recent developments in structural equation modeling[J]. Journal of Marketing Research, 1982(19): 404-416.

② DENG L, YANG M, MARCOULIDES K M. Structural equation modeling with many variables: a systematic review of issues and developments[J]. Frontiers in Psychology, 2018 (9): 580.

观测变量（observed variables）、显变量（manifest variable）、指标（indicators）。不可观测变量常被称为潜变量，是模型中不能直接观测到的变量，是抽象的概念。

潜变量常由多个显变量进行度量。结构方程模型通过建立一个全面度量的因果关系模型，可以描述潜变量之间以及潜变量与显变量之间的复杂关系。通过结构方程模型，研究者能够对变量之间直接影响和间接影响进行检验和估计。结构方程模型也因此被称为因果模型，它是一种允许研究者调查处于动态系统中的变量之间关系的方法。

在结构方程模型中，还存在外生变量和内生变量的划分。外生变量（exogenous variable）是指不受其他变量影响的变量。内生变量（endogenous variable）是指被一个或多个变量所影响的变量。

结构方程模型包括测量方程和结构方程。测量方程表示显变量与潜变量之间的关系；结构方程表示潜变量之间的关系。

测量方程由两个方程式组成，即外生的潜变量和外生的显变量之间的关系方程式，内生的潜变量和内生的显变量之间的关系方程式。

测量方程：

$$x = \Lambda_x \xi + \delta \tag{4-1}$$

$$y = \Lambda_y \eta + \varepsilon \tag{4-2}$$

结构方程：

$$\eta = B\eta + \Gamma\xi + \zeta \tag{4-3}$$

其中式（4-1）是外生变量的测量方程，在方程中：

x 是由 q 个内生变量组成的 q 维向量；

ξ 是 n 个外生潜变量（因子）组成的 n 维向量；

Λ_x 是 x 在 ξ 上的 $q \times n$ 因子负荷矩阵，描述外生测量变量与外生潜变量之间的关系；

δ 是 q 个测量误差组成的 q 维向量；

式（4-2）是内生变量的测量方程，在方程中：

y 是由 p 个内生变量组成的 p 维向量；

η 是 m 个内生潜变量（因子）组成的 m 维向量；

Λ_y 是 y 在 η 上的 $p \times m$ 因子负荷矩阵，描述内生测量指标与内生潜变量之间的关系；

ε 是 p 个测量误差组成的 p 维向量；

在结构方程式（4-3）中 B 是 $m \times m$ 系数矩阵，描述了内生潜变量 η 之间的彼此影响；

Γ 是 $m \times n$ 系数矩阵，描述了外生潜变量 ξ 对内生潜变量 η 的影响。ζ 是 m 维残差向量，反映了 η 在方程中未能被解释的部分。

模型的假设条件是[1]：

（1）误差项 ε、δ 的均值为零。

（2）残差项 ζ 的均值为零。

（3）误差项 ε、δ 与因子 η、ξ 之间不相关，ε 与 δ 不相关。

（4）残差项 ζ 与因子 ξ、ε、δ 之间不相关。

（二）结构方程模型图示

在结构方程模型中，我们常把潜变量、显变量、误差以及它们之间的关系用图的形式表示出来（见表4-1和图4-1）。

表4-1　结构方程路径图中常用图标的含义

图　示	含　义
椭圆或圆	潜变量
正方形或矩形	显变量
单向箭头	影响或效应
双向弧形或箭头	两个变量相关

---

① 周旭武.结构方程模型方法的实现与应用［D］.大连：大连理工大学，2009.

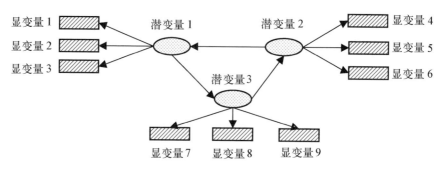

图4-1　含多个潜变量SEM路径示意图

（三）结构方程模型的计算方法

目前，SEM研究方法主要有两种：协方差结构方程模型（covariance-based structure modeling, CB-SEM）和偏最小二乘结构方程模型（partial least squares structural equation modeling, PLS-SEM）。

1. CB-SEM

CB-SEM是基于变量的协方差矩阵进行分析，其目标是使理论模型隐含的协方差矩阵与样本协方差矩阵的"差距"最小。它包含的估计方法有：最大似然估计法（ML, maximum likelihood）、工具变量法（IV, instrumental variable）、两阶段最小二乘法（TSLS, two stage leasts squares）、无加权最小二乘法（ULS, unweighted least squares）、广义最小二乘法（GLS, generalized least squares）、一般加权最小二乘法（WLS, generally weighted least squares）、对角加权最小二乘（DWLS, diagonally weighted least squares）等。

在CB-SEM中，最基本的假设就是样本协方差矩阵$\sum$等于观测变量的协方差矩阵$\sum(\theta)$。如果理论模型为真，则$\sum(\theta)$等于样本协方差矩阵，观测变量的方差和协方差都是模型参数的函数。在做统计分析时，其实质就是研究所提出的模型（即变量之间的关系）是否与数据拟合。

在CB-SEM的参数估计过程中，需要对$\sum$求逆，但若$\sum$的行列式为零或接近零，参数估计将受到极大的影响；而且CB-SEM要求样本数据服从或近似服从（多元）正态分布，对样本数据量的要求也较高，最小理想样本量需要达到100；尤其是当理论模型并未经过前人验证时，使用CB-SEM方法将有较大的风险。因此，CB-SEM主要用于理论模型的验证，CB-SEM也被称为"硬模型"（hard modeling）。

2. PLS-SEM

在PLS-SEM中，并不要求数据符合正态分布、大样本等前提条件，这些特点也使得PLS-SEM的应用范围更为广泛。例如，Chin和Newsted于1999年指出，PLS-SEM的最小样本量可以为30[①]。

PLS-SEM模型估计有两个环节：一是潜变量的变量值估计环节，该环节是通过测量模型估计和结构模型估计相互迭代，从而得出潜变量的估计值；另一个环节是PLS回归，该环节是提取因变量与自变量的成分，计算出路径系数，最后得出PLS-SEM方程。

3. CB-SEM 与 PLS-SEM 的比较

CB-SEM主要结合因子分析与多元回归分析的方法，采用残差最小化的方法来估算模型，对样本量及数据分布有一定要求，并且需要有较强的理论基础来支撑模型假设，因此CB-SEM适用于理论模型的验证。

PLS-SEM则主要结合主成分分析和多元回归分析的方法，其目标是使内生变量的解释能力最大化。PLS-SEM对样本数据的分布没有严格要求，也可以在小样本中运算。因此，PLS-SEM既可以用于理论验证，也可以用于理论发展，但以理论发展为主[②]。其所构建的理论模型也被称为"软模型"（soft modeling）。

---

① CHIN W, NEWSTED P. Structural equation modeling analysis with small samples using partial least squares[M]//Statistical strategies for small sample research. Thousand Oakes: Sage Publication, 1999: 307-341.

② HAIR J F, RINGLE C M, SARSTEDT M. PLS-SEM: indeed a silver bullet[J]. Journal of Marketing Theory and Practice, 2011, 19(2): 139-151.

表4-2汇总了CB-SEM与PLS-SEM的主要区别①。

表4-2　CB-SEM与PLS-SEM的主要区别

条　目	CB-SEM	PLS-SEM
目标	参数估计导向	预测导向
运算方法	以变量的协方差为基础,解释变量的共变关系	以变量的线性整合定义出主成分结构,然后利用回归的原理来解释主成分之间的关系
潜变量	估算潜变量时使用所有的显变量	每个潜变量是显变量的线性组合
潜变量与观测变量的关系	只能是反映型指标	反映型与形成型指标均可
模型复杂程度	通常不超过100个观测变量	可以很复杂,例如100个潜变量,1 000个显变量
样本要求	最小要求是100个样本,建议为300～500个样本	最小为30个样本
资料分布	多元正态分布	无特殊要求
共线性	CB-SEM建立在正态概率模型下,共线性问题威胁小	分析不会受到传统多元共线性问题影响,但测量变量之间高度相关时,对形成型模型的威胁高
模型识别	每个潜变量需要3个以上观测变量	只需是递归路径
显著性鉴定	所有估计参数均有	Jackknife or Bootstrapping
信效度评估	有	反映型指标有,形成型指标少
理论需求	充分的理论基础,支持验证式研究	探索及解释性研究,无需充分的理论基础
测量模型	二阶模型,以反映型为主,形成型为辅	多阶模型,反映型和形成型均可
模型评估	模型适配度评估、组合信度、平均方差萃取量、解释力R^2	路径系数、解释力R^2
优化模式	整体模型迭代	局部模型迭代
参数估计一致性	有一致性	大样本时有一致性
应用软件	LISREL、AMOS、Mplus、EQS等	SmartPLS、PLS-Graph、VisualPLS、SPAD-PLS、PLS-GUI、LVPLS等

---

① HAWJENG CHIOU. When PLS meets with SEM: issues and dialogues[J]. The Journal for Quantitative Research, 2011, 3(1): 1-34.

（四）反映型模型与形成型模型

若潜变量为影响显变量的变异来源,则该模型为反映型模型,箭头由潜变量指向显变量;若潜变量的变异由显变量来决定,则该模型为形成型模型,箭头由显变量指向潜变量,如图4-2所示。

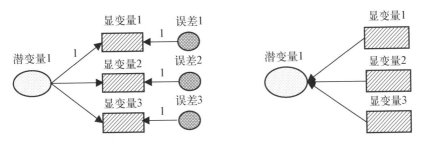

图4-2　反映型模型与形成型模型

反映型模型一般具有如下特点:

（1）因果关系必须是由潜变量到显变量。

（2）测量误差在显变量。

（3）显变量需要具有内部一致性。

（4）显变量需具有中高度相关性。

（5）一个潜变量至少对应3个显变量。

（6）显变量之间具有可交换性。

（7）移除构面中的某特定显变量,不会影响潜变量的意义。

（8）潜变量要有较低的交叉负荷量。

反观形成型模型,则具有如下特点:

（1）因果方向由显变量到潜在变量。

（2）没理由相信显变量之间有中高度相关性,因此没有内部一致性的问题。

（3）拿掉一个变量可能会改变潜变量的意义。

（4）测量误差在潜变量层级。

（5）显变量定义潜变量的意义。

（6）显变量之间不能互相取代。

（7）显变量不一定要有相似的内容，其相关性可以为负。

（8）一个显变量的改变不一定会改变其他变量。

（9）显变量不一定要有相同的影响变量或结果。

至于选择何种模型，一般是从理论上决定。在研制综合评价指数时，则更多地使用形成型模型。

（五）结构方程模型的常见评价方法

针对CB-SEM和PLS-SEM，有多种评价方法。

1. 拟合指数

结构方程模型的首要任务是用样本数据对模型参数进行估计，而参数估计的目标就是再生成一个观测变量的协方差矩阵$\sum(\theta)$，使其与样本协方差矩阵$\sum$尽可能地接近。当模型重建的协方差矩阵非常接近于观测数据的协方差矩阵时，残差矩阵各元素就接近于零，此时就可以认为模型与实际数据得到了充分拟合。

要检验模型是否与数据拟合，需要比较$\sum(\theta)$和$\sum$的差异，这两个矩阵的差异可用拟合指数表示，其中常用的拟合指数是χ^2。在一定条件下，常用的估计方法得到的χ^2服从于卡方分布，χ^2越大，$\sum(\theta)$和$\sum$的差异越大。由于χ^2值与样本量相关，因此样本量越大，卡方值也就越大。为了减少样本量对拟合检验的影响，通常可以考察χ^2与自由度df之比，若χ^2/df小于5.0，则表示模型可以接受。

常用的拟合指数有近似误差均方根（root mean square error of approximation，RMSEA）和标准化残差均方根（standard root mean-square residual，SRMR）。

2. 平均方差萃取量

平均方差萃取量（average variance extracted，AVE）是计算各个显变量对所对应的潜变量变异的平均解释力。若平均方差萃取量越高，表示SEM有越高的信度与收敛效度。

$$AVE = \frac{\sum_t \pi_{rt}^2}{\sum_t \pi_{rt}^2 + \sum_t (1 - \pi_{rt}^2)}$$

其中, t 表示潜变量的个数, π_{rt} 表示第 r 个潜变量第 t 指标的因子负荷。

3. 模型的解释能力 R^2

R^2 为潜变量与其所对应的解释潜变量之间因子负荷和相关系数的乘积之和, 表示解释潜变量对其潜变量的解释程度。若所有潜变量的 $R^2 > 0$, 表示模型可接受[1]。

4. Stone-Geisser Q^2 检验

Q^2 用来测量观测数据与重构数据之间的拟合程度, 是一种遮盲 (Blindfolding) 的检验方法。Blindfolding检验是指将所有观测数据剔除一部分, 然后用剩余的数据进行参数估计, 然后用参数的估计值对剔除的这部分数据重新构建模型; 这个过程不断重复, 直到所有的数据都被剔除和重构过为止。该技术对原始数据的分布没有要求, 因此非常适合PLS模型[2]。

由PLS模型的数学表达和迭代过程可知, 即使剔除部分数据, 也能估算出载荷和潜变量因子值, 因此可以人为地剔除部分数据, 用剩下数据来估算载荷和潜变量因子值, 再用估算值来预测所剔除的值[3]。这个过程不断进行, 直至所有数据都被剔除并被预测一次。其流程如下: 将所有数据点分成 k 组, 每组用 $1, 2, \cdots, k$ 标记。一般的 k 取值为 $5 \sim 10$ 之间的整数, 并且样本数不能是 k 整数[4]。每组数据轮流缺失。例如, 潜变

① 萧文龙.超强的商业武器:实战SPSS统计学[M].北京:中国水利水电出版社,2015.
② 萧文龙.超强的商业武器:实战SPSS统计学[M].北京:中国水利水电出版社,2015.
③ 萧文龙.超强的商业武器:实战SPSS统计学[M].北京:中国水利水电出版社,2015.
④ CHIN W. The partial least squares approach for structural equation modeling[M]//Modern methods for business research. London: Lawrence Erlbaum Associates Publisher, 1998: 295-366.

量 ξ_1, ξ_2, ξ_3 有 5 个显变量,记为 $x_1, x_2, \cdots, x_5$,假定 $k=7$。各个数据点按照 A、B、C、D、E、F、G 顺次编号,它们构成的数据标记矩阵如表 4-3 所示。

表 4-3　Blindfolding 分组表

样本 ID	x_1	x_2	x_3	x_4	x_5
1	A	B	C	D	E
2	F	G	A	B	C
3	D	E	F	G	A
4	B	C	D	E	F
5	G	A	B	C	D
6	E	F	G	A	B
7	C	D	E	F	G
8	A	B	C	D	E
…	…	…	…	…	…

第一次剔除 A 组,剩下的数据参与运算,如表 4-4 所示。

表 4-4　剔除 A 组后数据

样本 ID	x_1	x_2	x_3	x_4	x_5
1		B	C	D	E
2	F	G		B	C
3	D	E	F	G	
4	B	C	D	E	F
5	G		B	C	D
6	E	F	G		B
7	C	D	E	F	G
8		B	C	D	E
…	…	…	…	…	…

以此类推,直至所有的组别都被剔除一次。

$$Q^2 = 1 - \frac{SS_E}{SS_{AVG}}$$

其中, SS_E 是模型进行预测的误差平方和, SS_{AVG} 为用剩余数据点平均数进行预测的误差平方和。若 $Q^2 \leqslant 0$,说明模型没有预测能力;若 $Q^2 > 0$,说明模型具有一定的预测能力, Q^2 越接近1,说明预测能力越强。

5. 拔靴法(Bootstrap)的检验

Bootstrap方法是评价PLS参数估计精确性的另一种方法,用来估计参数的标准差、置信区间。该方法由Bradley Efton在1979年首次提出,包括抽样、估计和评价三个步骤。

(1)对原始样本的数据 $X=(X_1, X_2, \cdots, X_n)$,进行随机抽样,然后放回,抽取的样本数目同原始样本数目一样,共得到 m 个Bootstrap样本[1][2]。

(2)对每个Bootstrap样本,求PLS模型中的每个参数的估计值。每个参数均求得 m 个估计值。

(3)计算每个参数估计值的标准差和置信区间等。

Bootstrap的取样次数必须大于有效的样本数,一般建议取5 000次[3]。如果样本正态性较好,还可以考虑使用刀切法(Jackknife)进行估算[4]。

6. 共同方法变异(Common Method Variance, CMV)

共同方法变异也称为同源变异,是指在收集研究数据时,由于使用同一种方法,或是使用同一信息来源收集数据,因此可能会产生偏差。一般可以使用哈门氏单因子检定法来确定是否存在共同方法变异[5]。

---

① EFRON B. The bootstrap and modern statistics[J]. Journal of the American Statistical Association, 2000, 95(452): 1293-1296.

② EFRON B. Bootstrap methods: another look at the jackknife[J]. The Annals of Statistics, 1979, 1(7): 1-26.

③ HAIR J F, RINGLE C M, SARSTEDT M. Pls-sem: indeed a silver bullet[J]. Journal of Marketing Theory and Practice, 2011, 19(2): 139-151.

④ SM J, GI C, LM L, et al. Estimating uncertainty in population growth rates: Jackknife vs. Bootstrap techniques[J]. Ecology, 1986, 67(5): 1156-1166.

⑤ PODSAKOFF P M, ORGAN D W. Self-reports in organizational research: problems and prospects[J]. Journal of Management, 1986, 12(4): 531-544.

传统的哈门氏单因子检定法是将所有测量变量的题项放到探索性因子分析中,若得到一个或一个以上的因素,并且该因素对变异的解释力大于50%,则说明存在共同方法变异①。

7. 无应答偏倚(none response bias)

无应答偏倚是指在收集研究数据的过程中,没有应答的数据所带来的偏差,称为无应答偏倚。Armstrong认为后期数据更有可能存在无应答偏倚。一般的处理方法为,将研究数据分成前期数据和后期数据两组,然后比较两组之间特定指标的差异,以此检验是否存在无应答偏倚。

8. 其他模型检验方法

在模型检验方面,对于内模型的评估有:① 决定系数(R^2);效用值(effect size, f^2),计算公式为: $f^2 = (R^2_{included} - R^2_{excluded}) / (1 - R^2_{included})$,若 f^2 小于0.02,则说明模型的检验能力弱;若 f^2 介于0.02与0.15之间,则说明模型的检验能力中等;若 f^2 介于0.15与0.35之间,则说明模型的检验能力强;若 f^2 大于0.35,则说明模型的检验能力超强。② 路径系数的估计;预测相关性 Q^2 和 q^2 , Q^2 大于0,表示有预测相关性,表示弱、中、强、超强的预测相关性,计算公式为: $q^2 = (Q^2_{included} - Q^2_{excluded}) / (1 - Q^2_{included})$ ②。

对于反映型模型的外模型而言,评估的指标包括:

(1)平均方差萃取量(average variance extracted, AVE)。

(2)问项信度(indicator reliability),具体要求为标准化因子载荷量要大于等于0.7,在探索性研究中标准化因子载荷量也要大于等于0.4。

---

① MATTILA A S, ENZ C A. The role of emotions in service encounters[J]. Journal of Service Research, 2002, 4(4): 268-277.

② 萧文龙.超强的商业武器:实战SPSS统计学[M].北京:中国水利水电出版社,2015.

（3）组成信度（composite reliability），要求大于等于0.7，在探索性研究中，也要大于等于0.6。

（4）收敛效度（convergent validity），要求是大于等于0.5。

对于形成型模型的外模型而言，评估的指标包括：问项的外部权重（outer weight）及权重的显著性；多元共线性检验（variance inflation factor，VIF），要求VIF＜5；潜变量之间的区别效度，要求区别效度小于0.7[①]。

二、结构方程模型的构建步骤

应用结构方程模型的方法，通常包括如下七个方面的内容：① 模型设定；② 建模技术选择；③ 模型识别；④ 模型估计；⑤ 模型评价；⑥模型修正；⑦ 模型确定。

模型设定一般是建模的第一步。模型设定最直接的方法是借助专业软件，将模型的路径图画出来，并转化为建模方程。通过判别是否有形成型指标、是否注重模型预测、是否注重理论发展等问题，结合样本量、数据的分布等情况，来综合评估选择使用CB-SEM或PLS-SEM的方法。

对于CB-SEM而言，模型识别是指模型中的每一个自由参数能否通过显变量的数据求得唯一的确定解。对于PLS-SEM而言，则不存在模型识别的问题。该环节一般需要通过专门的软件，综合使用因子分析、主成分分析、多元回归等多种统计方法，对结构方程模型进行求解。

模型评价是指对结构方程模型中的所有参数进行检验、对测量方程和结构方程进行检验，以考察模型的拟合程度。评价的指标包括χ^2、

---

① HAIR J F, RINGLE C M, SARSTEDT M. PLS-SEM: indeed a silver bullet [J]. Journal of Marketing Theory and Practice, 2011, 19 (2): 139-151.

拟合指数等。

模型修正是指对结构方程模型中的测量模型和结构模型进行修正,包括调整潜变量所对应的显变量;增减外生和内生变量的数量、改变潜变量之间的路径连接方式等。修正之后,需要使用同样的观测数据对新的模型再次进行运算,并做检验,直至得到一个更合理的、拟合程度更好的模型。模型经过修正之后,若能够满足上述要求,那么可以将修正后的模型确定为实证模型,但仍有可能存在另外一个更简洁、更合理、拟合度更高的结构方程模型。

三、PLS-SEM在建立综合评价指数中的应用

如何通过多个测量指标建立综合评价指数,在综合评价领域一直是一个非常重要的问题,长期备受关注。常用的改良德尔菲法、层次分析法、模糊综合评价法等,都难以解决指标之间多重共线性的问题,有可能会夸大其中某些因素的作用,从而影响评价结果。同时,综合评价中的某些概念是不能直接测量的,只能通过某些显变量来作为这些潜变量的标志。为了解决这个问题,王惠文等于2004年提出使用PLS-SEM方法来建立综合指数[1]。使用该方法能方便地研究潜变量与显变量之间的关系,同时构建出一个能代表系统中所有指标的综合指数。

在构建综合指数的过程中,可能出现不同指标的测量值来源于不同报表的情况,即出现复数据表的情况。所谓复数据表就是数据来源于多张数据表,但每张数据表的变量集合不同。Guinot等人采用PLS-SEM方法来进行复数据表分析,构建出结构方程模型。模型的左边由复数据表中的每一张数据表组成,模型的右边则由所有

---

① 王惠文,付凌晖.PLS路径模型在建立综合评价指数中的应用[J].系统工程理论与实践,2004(10):80-85.

原始测量变量所组成,由它们提取出一个综合变量,该综合变量不仅要对所有原始观测变量的代表性最强,同时还可以由所有潜变量所解释①。

目前PLS-SEM在小样本的综合评价领域中已经取得了较好的应用效果,如在教育、科技、卫生、文化等领域。但上述这些研究未严格区分反映型模型和形成型模型,同时仅使用PLS-SEM工具执行PLS路径分析,并未充分探讨潜变量之间的影响关系。

四、PLS-SEM中的阶层成分模式

PLS-SEM中的阶层成分模式(hierarchical component models, HCM),通常适用于两层或两层以上的SEM中,即某些变量下辖两层或两层以上的变量。一般情况下,若某个概念过于复杂,则需要通过HCM的方法来对概念进行不同层次的抽象化定义。例如,医疗质量的概念下辖结构—过程—结果三个变量,结果变量又下辖疗效、患者满意度等变量。在概念形成上,HCM可以由上而下来构建,也可以由下而上来构建。若是由下而上,则是由数个变量组合成为一个内容更广泛的概念;若是由上而下,则是一个内容广泛的概念被分解成数个子概念或变量。

在PSL-SEM中引入HCM的方法,主要是基于如下考虑:一是可以减少结构模型中的关系数量,使模型更简洁、更容易把握;二是HCM可以减缓共线性的问题,避免区别效度不佳,特别是对于形成型指标而言。在HCM中,高阶成分和低阶成分的关系,可以是反映型的,也可以是形成型的,这取决于理论分析的结果。

---

① GUINOT C, LATREILLE J, TENENHAUS M. PLS Path modelling and multiple table analysis. Application to the cosmetic habits of women in Ile-de-France[J]. Chemometrics and Intelligent Laboratory Systems, 2001, 58(2): 247-259.

第二节　实证评价模型的构建与修正

一、理论模型的构建

医疗质量评价模型众多,其中多那比第安首创的结构—过程—结果模型是医疗服务领域中应用最为广泛的模型之一。根据该模型,结构、过程、结果这三个维度共同构成了医疗质量。三个维度之间的内容不能互相替换,并且是由这三个维度共同形成医疗质量,即形成型模型;而不由医疗质量来影响结构、过程、结果的内容,即不是反映型模型。

因此,在设定的精神专科医院医疗质量PLS-SEM模型中,结构、过程、结果三个潜变量共同影响医疗质量这个潜变量,结构、过程、结果三个潜变量的测量结果共同形成了医疗质量这个潜变量的测量结果。基于此,精神专科医院医疗质量的PLS-SEM初始结构如图4-3所示。

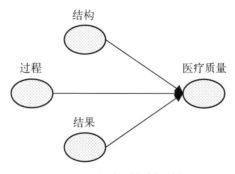

图4-3　医疗质量评价初始模型

在该模型中,结构一般是指影响医疗服务供给的全部因素,涉及人、财、物、组织机构特征和规章制度等;过程则指所有的医疗活动,包括疾病的防、诊、治、康等环节;结果是指医疗活动的全部产出,包括患者健康状况、生存质量、社会功能的改变、患者的体验与满意度,以及患者所接受的医疗活动所耗费的时间与金钱等。该模型与Guinot等人的复表模型比较类似,因此在本研究中被命名为初始模型。

目前有研究表明,结构维度除了能直接影响医疗质量之外,还可以通过影响过程维度和结果维度,最终来影响医疗质量。同时,过程维度也可以通过影响结果维度来影响医疗质量①。例如,医院的人力资源配置情况,可能会影响医疗过程的及时性和精确性,从而影响患者的疗效和满意度,最终影响到医疗质量。此外,医院的环境和设施水平也可能对患者的满意度直接造成影响。

但也有研究提示上述路径并不显著②。为了进一步进行理论探索,本研究针对上述问题提出如下理论假设:

假设1:结构能直接影响过程。

假设2:过程能直接影响结果。

假设3:结构能直接影响结果。

若上述理论假设均成立,则画出如图4-4所示的模型示意图。

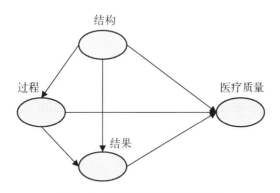

图4-4　医疗质量评价饱和模型

① 李岩.医疗质量评估与监测[M].北京:北京大学医学出版社,2007.

② HEARLD L R, ALEXANDER J A, FRASER I, et al. How do hospital organizational structure and processes affect quality of care? A critical review of research methods[J]. Medical Care Research and Review, 2008, 65(3): 259-299.

在该模型中,由于结构、过程、结果、医疗质量均为无法直接测量的潜变量,因此需要通过可以测量的显变量来体现。根据Guinot等人的复数据表构建综合指数的经验,医疗质量的测量指标为结构、过程、结果三个维度测量指标的总和,结构、过程、结果则由其二级指标形成,二级指标则由可直接测量的三级指标形成。因此,在该模型中,引入了HCM方法。在本研究中,将该模型命名为精神专科医院医疗质量评价饱和模型。相对于初始模型,饱和模型引入了中介作用,即一个变量通过另一个变量来影响第三个变量。例如,过程指标除了直接影响医疗质量之外,还可以通过影响结果指标而间接影响医疗质量,因此饱和模型在理论上更为全面,对指标权重的估计也将更加准确。

饱和模型与非饱和模型需要通过比较f^2来解决模型之间的竞争问题,即通过比较f^2,来选择更优的模型进行实证研究。模型之间的竞争,是一个应该引起重视,但是在实践中常常被人忽视,极少得到实施的环节。这一点在管理信息系统学科的最高级别之一的刊物——*MIS Quarterly*中得到了专门的强调,因此应该特别予以重视①。

二、实证评价模型的构建

本研究在基于改良德尔菲法和层次分析法得出的精神专科医院医疗质量专家评价模型的基础上,利用32家医院的实证数据,建立精神专科医院医疗质量实证评价模型。

针对选择PLS-SEM和CB-SEM的问题,由于本研究的样本量仅有32家医院,样本数据呈现非正态分布,模型结构为形成型,模型具有多层次的结构,研究目的为理论探索和理论发展,因此选择使用PLS-SEM来构建理论评价模型。同时,本研究的目的是做综合评价,

---

① GEFEN D, RIGDON E E, STRAUB D. An update and extension to SEM guidelines for administrative and social science research[J]. MIS Quarterly, 2011, 35(2): A7.

在这种目的之下,PLS-SEM是适宜的选择。

(一) 数据的标准化处理

对于非正态分布的变量,PLS-SEM仍具有较强的处理能力,但是需要对变量进行统一的同方向标化①。在专家评价模型的实证数据中,观测变量由于进行了正向标化、负向标化或适中标化,因此在进行PLS-SEM分析之前,需要对32家机构的原始数据统一进行正向标准化,以便进行分析运算。

在原始数据中,由于其中5个变量没有变异性,因此与专家评价模型的处理方式一样,直接予以剔除,进行正向标准化变换之后的样本数据概况如表4-5所示。

表4-5　正向标准化处理后的样本数据概况

变　量	最小值	最大值	均值	标准差	偏度	峰度
年门诊人次	0	1	0.272	0.251	1.623	5.165
年急诊人次	0	1	0.205	0.274	1.719	4.967
年出院人次	0	1	0.302	0.236	1.349	4.409
开放床位数	0	1	0.373	0.243	0.779	3.243
医用建筑面积	0	1	0.342	0.215	1.144	4.864
全院员工总数	0	1	0.378	0.271	0.869	3.031
卫生专业技术人员占全体员工的比率	0	1	0.583	0.261	−0.383	2.663
高级职称人数占全体员工的比率	0	1	0.335	0.192	1.158	5.770
不良报告系统	0	1	0.719	0.457	−0.973	1.947
医疗质量管理系统	0	1	0.150	0.227	2.381	8.908
专职医疗质量管理部门	0	1	0.594	0.499	−0.382	1.146
患者身份识别系统	0	1	0.563	0.504	−0.252	1.063
患者服药品种数	0	1	0.549	0.205	−0.128	3.661

① HAIR J F, SARSTEDT M, RINGLE C M, et al. Advanced issues in partial least squares structural equation modeling (PLS-SEM)[M]. Thousand Oaks, CA: Sage, 2018.

（续表）

变　　量	最小值	最大值	均值	标准差	偏度	峰度
三级查房	0	1	0.338	0.285	0.498	2.329
心理治疗次数	0	1	0.501	0.262	0.070	2.418
常规身高和体重的监测	0	1	0.522	0.290	−0.305	1.958
常规血糖的监测	0	1	0.529	0.282	−0.321	2.070
常规血脂的监测	0	1	0.291	0.218	1.045	4.719
常规心电图的监测	0	1	0.259	0.228	1.098	4.710
常规肝功能的监测	0	1	0.252	0.215	1.313	5.752
医务人员常规接受医疗质量管理的培训	0	1	0.259	0.344	1.166	2.735
平均CGI疗效指数（OE值）	0	1	0.437	0.257	0.083	2.464
平均住院总费用	0	1	0.347	0.262	0.751	2.957
平均住院西药费	0	1	0.383	0.247	0.847	3.000
平均总体满意度	0	1	0.664	0.247	−0.737	2.927
平均医患沟通满意度	0	1	0.688	0.231	−0.946	3.781
平均隐私保护满意度	0	1	0.644	0.277	−0.693	2.642
平均住院日	0	1	0.295	0.206	1.156	5.405
床位使用率	0	1	0.339	0.192	1.027	5.953

（二）二级指标的重构

在精神专科医院医疗质量专家评价模型中，一级指标"结构—过程—结果"为通用模型指标，不予调整；三级指标为观测指标，指标名称不变；二级指标是通过文献检索和专家咨询得到的。

由于在PLS-SEM中有10倍数的指导原则，即在某个模型中，某个潜变量拥有最多的显变量，数量为x，则PLS-SEM模型需要的样本量推荐为x的10倍①②。从现有的样本来看，x的理想取值为3，不能过大。

---

① CHIN W. The partial least squares approach for structural equation modeling［M］//Modern methods for business research. London: Lawrence Erlbaum Associates Publisher, 1998: 295-366.

② HAIR J F, HUIT G T M, SARSTEDT M, et al. A primer on partial least squares structural equation modeling（PLS-SEM）［M］. Second Edition. Singapore: Sage, 2017.

但是在专家评价模型中,二级指标所下辖的三级指标数量极不均衡,其中二级指标"服务能力"之下有9个三级指标。按照10倍数的规则,至少需要90个医院样本。因此,在专家组的指导下,需要进行三级指标的重新组合,重构二级指标。指导原则是科学排列,合理降低二级指标所辖三级指标的数量。

　　基于此,本研究拟采用反映型模型的唯一维度(unidimensionality)检验方法来进行二级指标的重构。在反映型模型中,要求一组观测变量只反映事物的某一方面的特征,即要求这组观测变量所反映的潜变量是唯一的。唯一维度检验最常用的方法是主成分分析。因此,本研究采用主成分分析方法对原有的二级指标进行优化,重新形成相应的二级指标,将重构之后的二级指标提交研究小组进行审阅和解释。为了便于后续操作,本研究对三级指标进行如表4-6所示的编号。

表4-6　三级指标编号表

指　标　名　称	编　　号
年门诊人次	C1
年急诊人次	C2
年出院人次	C3
开放床位数	C4
医用建筑面积	C5
全院员工总数	C6
卫生专业技术人员占全体员工的比率	C7
高级职称人数占全体员工的比率	C8
不良事件报告系统	C9
医疗质量管理系统	C10
专职医疗质量管理部门	C11
患者身份识别系统	C12
服药平均品种数	P6
三级查房	P7
心理治疗次数	P8
常规身高和体重的监测	P9

（续表）

指　标　名　称	编　号
常规血糖的监测	P10
常规血脂的监测	P11
常规心电图的监测	P12
常规肝功能的监测	P13
医务人员常规接受医疗质量管理的培训	P14
平均CGI疗效指数（OE值）	O1
平均住院总费用	O2
平均住院西药费	O3
平均总体满意度	O4
平均医患沟通满意度	O5
平均隐私保护满意度	O6
平均住院日	O7
床位使用率	O8

被剔除的5项指标，也进行了编号，但由于不进入后续运算，因此未体现在编号表之中。

1. 结构维度的二级指标重构

在结构维度的12项测量指标做主成分分析之前，先进行KMO和Bartlett球形检验，以便确认该12项测量指标是否适合做主成分分析。检验结果显示：KMO=0.656，Bartlett的球形度检验上的χ^2=149.265，显著性$P<0.001$，表明结构维度的12项测量指标适合做主成分分析。结构维度主成分分析的结果如表4-7所示。

表4-7　结构组测量指标总方差解释

组件	初始特征值			提取载荷平方和			旋转载荷平方和		
	总计	方差百分比	累积/%	总计	方差百分比	累积/%	总计	方差百分比	累积/%
1	4.386	36.547	36.547	4.386	36.547	36.547	3.952	32.937	32.937
2	1.380	11.499	48.046	1.380	11.499	48.046	1.576	13.133	46.069
3	1.303	10.859	58.906	1.303	10.859	58.906	1.342	11.180	57.250

（续表）

组件	初始特征值			提取载荷平方和			旋转载荷平方和		
	总计	方差百分比	累积/%	总计	方差百分比	累积/%	总计	方差百分比	累积/%
4	1.108	9.230	68.135	1.108	9.230	68.135	1.306	10.886	68.135
5	0.961	8.012	76.147						
6	0.849	7.074	83.221						
7	0.560	4.663	87.884						
8	0.533	4.440	92.324						
9	0.400	3.329	95.653						
10	0.276	2.298	97.951						
11	0.153	1.273	99.224						
12	0.093	0.776	100.000						

注：提取方法为主成分分析。

结构维度成分矩阵分析结果如表4-8所示。

表4-8 结构组测量指标成分矩阵

	组件			
	1	2	3	4
C1	0.904	0.008	−0.156	−0.071
C2	0.432	0.696	−0.071	0.179
C3	0.745	0.094	−0.035	−0.257
C4	0.716	−0.267	0.108	−0.299
C5	0.825	−0.131	0.098	−0.138
C6	0.853	−0.074	−0.156	−0.008
C7	0.354	0.335	0.638	0.064
C8	0.278	−0.303	−0.172	0.649
C9	0.243	−0.501	0.569	−0.124
C10	0.307	−0.106	0.438	0.641
C11	0.708	−0.024	−0.466	0.208
C12	0.214	0.571	0.241	−0.021

注：提取方法为主成分分析。已提取4个成分。

结构维度旋转后的成分矩阵分析结果如表4-9所示。

表4-9　结构组测量指标旋转后的成分矩阵

| | 组　　件 | | | |
	1	2	3	4
C1	**0.896**	0.160	−0.033	0.135
C2	0.293	**0.649**	−0.438	0.097
C3	**0.753**	0.232	0.043	−0.090
C4	**0.744**	0.010	0.362	−0.041
C5	**0.792**	0.159	0.254	0.103
C6	**0.842**	0.088	−0.006	0.202
C7	0.114	**0.710**	0.347	0.103
C8	0.177	−0.193	−0.088	**0.738**
C9	0.173	−0.038	**0.779**	0.098
C10	0.030	0.299	0.298	**0.728**
C11	**0.726**	−0.057	−0.343	0.339
C12	0.077	**0.638**	−0.095	−0.092

注：① 提取方法为主成分分析。

② 旋转方法为Kaiser标准化最大方差法。旋转在6次迭代后已收敛。

因此，C1（年门诊人次）、C3（年出院人次）、C4（开放床位数）、C5（医用建筑面积）、C6（全院员工总数）、C11（专职医疗质量管理部门）共同组成结构组的第一个二级指标，命名为construct1；C2（年急诊人次）、C7（卫生专业技术人员占全体员工的比率）、C12（患者身份识别系统）共同组成结构组的第二个二级指标，命名为construct2；C8（高级职称人数占全体员工的比率）、C10（医疗质量管理系统）共同组成结构组的第三个二级指标，命名为construct3；C9（不良事件报告系统）组成结构组的第四个二级指标，命名为construct4。

2. 过程维度的二级指标重构

过程维度的9项测量指标的KMO和Bartlett球形检验结果为：KMO＝0.627，Bartlett球形度检验的χ^2＝283.317，显著性$P<0.001$，表明过程维度的9项测量指标适合做主成分分析。过程维度的分析结果如表4-10所示。

表4-10　过程维度的9项测量指标的总方差解释

组件	初始特征值			提取载荷平方和			旋转载荷平方和		
	总计	方差百分比	累积/%	总计	方差百分比	累积/%	总计	方差百分比	累积/%
1	3.345	37.168	37.168	3.345	37.168	37.168	3.102	34.471	34.471
2	1.895	21.059	58.227	1.895	21.059	58.227	2.043	22.696	57.166
3	1.314	14.604	72.831	1.314	14.604	72.831	1.410	15.665	72.831
4	0.914	10.156	82.988						
5	0.775	8.614	91.601						
6	0.552	6.129	97.730						
7	0.141	1.570	99.301						
8	0.062	0.688	99.988						
9	0.001	0.012	100.000						

注：提取方法为主成分分析。

过程维度成分矩阵分析结果如表4-11所示。

表4-11　过程维度的9项测量指标的成分矩阵

	组件		
	1	2	3
P6	0.054	0.497	0.284
P7	−0.546	0.287	0.479
P8	0.121	0.339	0.703
P9	0.480	−0.811	0.242
P10	0.481	−0.790	0.236
P11	0.952	0.197	0.006
P12	0.942	0.215	0.011
P13	0.894	0.301	−0.016
P14	−0.206	0.401	0.401

注：提取方法为主成分分析。已提取3个成分。

过程维度旋转后的成分矩阵分析结果如表4-12所示。

表4-12　过程维度的9项测量指标的旋转后的成分矩阵

	组　件		
	1	2	3
P6	0.068	**0.570**	−0.034
P7	−0.379	−0.254	**0.633**
P8	0.116	0.022	**0.781**
P9	**0.962**	0.110	−0.103
P10	**0.941**	0.120	−0.101
P11	**0.944**	0.213	0.093
P12	**0.941**	0.196	0.105
P13	**0.931**	0.095	0.114
P14	−0.113	−0.271	**0.528**

注：① 提取方法为主成分分析。

　　② 旋转方法为Kaiser标准化最大方差法。旋转在5次迭代后已收敛。

因此，P9（常规身高和体重的监测）、P10（常规血糖的监测）、P11（常规血脂的监测）、P12（常规心电图的监测）、P13（常规肝功能的监测）共同组成过程组的第一个二级指标，命名为process1；P7（三级查房）、P8（心理治疗次数）、P14（医务人员常规接受医疗质量管理的培训）共同组成过程组的第二个二级指标，命名为process2；P6（服药平均品种数）组成过程组的第三个二级指标，命名为process3。

3. 结果维度的二级指标重构

结果维度的8项测量指标的KMO和Bartlett球形检验结果为：KMO＝0.671，Bartlett球形检验的χ^2＝152.447，显著性$P<0.001$，表明结果维度的8项测量指标适合做主成分分析。结果维度主成分分析结果如表4-13所示。

表4-13　结果维度的8项测量指标的总方差解释

组件	初始特征值			提取载荷平方和			旋转载荷平方和		
	总计	方差百分比	累积/%	总计	方差百分比	累积/%	总计	方差百分比	累积/%
1	2.935	36.690	36.690	2.935	36.690	36.690	2.900	36.252	36.252
2	2.028	25.352	62.042	2.028	25.352	62.042	1.794	22.422	58.674

（续表）

组件	初始特征值			提取载荷平方和			旋转载荷平方和		
	总计	方差百分比	累积/%	总计	方差百分比	累积/%	总计	方差百分比	累积/%
3	1.273	15.911	77.953	1.273	15.911	77.953	1.542	19.279	77.953
4	0.902	11.274	89.226						
5	0.389	4.863	94.089						
6	0.340	4.244	98.333						
7	0.077	0.964	99.298						
8	0.056	0.702	100.000						

注：提取方法为主成分分析。

结果维度成分矩阵分析结果如表4-14所示。

表4-14　结果维度的8项测量指标的成分矩阵

	组　件		
	1	2	3
O1	0.266	0.483	−0.161
O2	0.181	0.789	−0.390
O3	0.087	0.620	−0.544
O4	0.963	−0.146	0.045
O5	0.969	−0.053	0.030
O6	0.963	−0.114	0.070
O7	−0.126	0.681	0.512
O8	0.118	0.536	0.727

注：提取方法为主成分分析。已提取3个成分。

结果维度旋转后的成分矩阵分析结果如表4-15所示。

表4-15　结果维度的8项测量指标旋转后的成分矩阵

	组　件		
	1	2	3
O1	0.176	**0.522**	0.161
O2	0.025	**0.884**	0.159

（续表）

	组　件		
	1	2	3
O3	−0.058	**0.825**	−0.065
O4	**0.974**	0.027	−0.043
O5	**0.965**	0.110	−0.001
O6	**0.972**	0.037	−0.005
O7	−0.172	0.214	**0.817**
O8	0.110	0.015	**0.904**

注：① 提取方法为主成分分析。

② 旋转方法为 Kaiser 标准化最大方差法。旋转在 5 次迭代后已收敛。

因此，O1（平均CGI疗效指数）、O2（平均住院总费用）、O3（平均住院西药费）共同组成结果组的第一个二级指标，命名为outcome1；O4（平均总体满意度）、O5（平均医患沟通满意度）、O6（平均隐私保护满意度）共同组成结果组的第二个二级指标，命名为outcome2；O7（平均住院日）、O8（床位使用率）共同组成结果组的第三个二级指标，命名为outcome3。

经过调整之后的二级指标，最多下辖6个三级指标，较未做唯一度检验之前有所改善。经研究小组讨论，认为重构形成的新二级指标具有一定的合理性，其内涵与意义尚可解释，因此采用新的二级指标进入后续的分析之中。

（三）精神专科医院医疗质量评价初始模型与饱和模型的竞争

在结合初始模型和重构的二级指标的基础上，构建出精神专科医院医疗质量评价的饱和模型。其中，按照反映型模型和形成型模型的判定标准，该模型应该为形成型模型，即这些观测变量共同形成了潜变量，而不是潜变量影响了这些观测变量，而且不同层级的潜变量之间也是形成型的关系。具体结构如表4-16所示。

表4-16　初始模型的结构

零级指标	一级指标	二级指标	三级指标编号	三级指标名称
医疗质量	结构	construct1	C1	年门诊人次
			C3	年出院人次
			C4	开放床位数
			C5	医用建筑面积
			C6	全院员工总数
			C11	专职医疗质量管理部门
		construct2	C2	年急诊人次
			C7	卫生专业技术人员占全体员工的比率
			C12	患者身份识别系统
		construct3	C8	高级职称人数占全体员工的比率
			C10	医疗质量管理系统
		construct4	C9	不良事件报告系统
	过程	process1	P9	常规身高和体重的监测
			P10	常规血糖的监测
			P11	常规血脂的监测
			P12	常规心电图的监测
			P13	常规肝功能的监测
		process2	P7	三级查房
			P8	心理治疗次数
			P14	医务人员常规接受医疗质量管理的培训
		process3	P6	患者服药平均品种数
	结果	outcome1	O1	平均CGI疗效指数
			O2	平均住院总费用
			O3	平均住院西药费
		outcome2	O4	平均总体满意度
			O5	平均医患沟通满意度
			O6	平均隐私保护满意度
		outcome3	O7	平均住院日
			O8	床位使用率

根据Gefen等人的观点①，先利用f^2做模型竞争，初步选定模型后再做模型检验与优化。用两配对样本的wilcoxon检验比较初始模型和饱和模型的f^2分布，$P=0.011$，说明饱和模型的f^2显著高于初始模型的f^2，说明饱和模型的f^2更强，饱和模型更具有竞争力。因此，应该以饱和模型为基础进行进一步的分析和优化。

（四）精神专科医院医疗质量评价饱和模型的PLS-SEM运算结果

将样本数据带入精神专科医院医疗质量评价饱和模型进行运算。其中，结构、过程、结果对医疗质量的路径系数分别为：1.033、0.622和0.513。由于结构对医疗质量的路径系数高达1.033，大于标准值1，说明模型需要进一步调整与优化。

测量变量对医疗质量的标准外部权重系数中，最大的是O1（平均CGI疗效指数，2.525）、O4（平均总体满意度，2.154）、C11（专职医疗质量管理部门，0.999）。另外，C4（开放床位数）、P7（三级查房）、P9（常规身高和体重的监测）、P10（常规血糖的监测）、P11（常规血脂的监测）、P12（常规心电图的监测）、P13（常规肝功能的监测）、O2（平均住院总费用）、O7（平均住院日）对医疗质量的标准外部权重系数是负值，意味着这些观测变量值越高，医疗质量越低。

接下来，使用Bootstraping的方法，对所有路径系数进行检验。为了提高检验的精确性，本研究将Bootstraping运行次数设定为5 000次。结果表明，construct4-construct和process1-process的路径系数在0.05的水平上不显著，这表明construct4和process1及其所属的测量指标，包括C9（不良事件报告系统）、P9（常规身高和体重的监测）、P10（常规血糖的监测）、P11（常规血脂的监测）、P12（常规心电图的监测）、P13（常规肝功能的监测）需要在模型中被剔除。

---

① GEFEN D, RIGDON E E, STRAUB D. An update and extension to SEM guidelines for administrative and social science research [J]. MIS Quarterly, 2011, 35 (2): A7.

使用Bootstraping的方法，对标准外部权重系数进行检验。结果表明，C1（年门诊人次）、C2（年急诊人次）、C3（年出院人次）、C5（医用建筑面积）、C9（不良事件报告系统）、C10（医疗质量管理系统）、C12（患者身份识别系统）、P9（常规身高和体重的监测）、P10（常规血糖的监测）、P11（常规血脂的监测）、P12（常规心电图的监测）、P13（常规肝功能的监测）、O3（平均住院西药费）、O5（平均医患沟通满意度）、O6（平均隐私保护满意度）对医疗质量的标准外部权重在0.05的水平上不显著，这些测量指标需要在模型中被剔除。

使用Bootstraping的方法，就测量指标对其他潜变量的外部权重系数进行检验。结果表明，C1（年门诊人次）、C2（年急诊人次）、C5（医用建筑面积）、C10（医疗质量管理系统）、C12（患者身份识别系统）、P9（常规身高和体重的监测）、P10（常规血糖的监测）、P11（常规血脂的监测）、P12（常规心电图的监测）、P13（常规肝功能的监测）、O3（平均住院西药费）、O6（平均隐私保护满意度）在对各自潜变量的外部权重在0.05的水平上不显著，这些显变量需要在模型中被剔除。

使用Bootstraping的方法，对间接效应进行检验。结果表明，construct1-construct-process、construct3-construct-process、construct1-construct-quality、construct3-construct-quality、outcome1-outcome-quality、outcome2-outcome-quality、construct3-construct-process-outcome-quality、construct1-construct-process-quality、construct2-construct-process-quality、construct3-construct-process-quality、process2-process-quality、process3-process-quality 12条间接效应的路径在0.05的水平上显著，其余间接效应的路径在0.05的水平上不显著。

使用Bootstraping的方法，对总效应进行检验。结果表明，construct-outcome、construct-process、construct-quality、construct1-construct、construct1-quality、construct3-construct、construct3-quality、construct2-construct、construct2-quality、process-outcome、process-quality、 process2-process、process2-quality、process3-process、process3-quality、outcome-quality、outcome1-outcome、outcome1-quality、outcome2-outcome、outcome2-quality、outcome3-quality 21条总效应的路径在0.05的水平上显著,其余的总效应不显著。

综合上述结果,C1(年门诊人次)、C2(年急诊人次)、C3(年出院人次)、C5(医用建筑面积)、C9(不良事件报告系统)、C10(医疗质量管理系统)、C12(患者身份识别系统)、P9(常规身高和体重的监测)、P10(常规血糖的监测)、P11(常规血脂的监测)、P12(常规心电图的监测)、P13(常规肝功能的监测)、O3(平均住院西药费)、O5(平均医患沟通满意度)、O6(平均隐私保护满意度)共15个测量指标,construct4和process1 2个潜变量,需要从饱和模型中剔除,从而形成修正模型。

（五）精神专科医院医疗质量评价修正模型的运算结果

在饱和模型的基础上,删除不显著的指标,得到修正模型。用配对样本的wilcoxon检验比较两个模型的f^2分布,$P = 0.002$,说明在f^2分布上,修正模型要优于饱和模型。因此,选定修正模型进行后续的运算与模型检验。

修正模型中测量指标对医疗质量的标准化外部权重系数如表4-17所示。

表4-17　修正模型测量变量对医疗质量的标准化外部权重

名　　　称		外部权重
C4-quality	开放床位数	−0.122
C6-quality	全院员工总数	0.24
C7-quality	卫生专业技术人员占全体员工的比率	0.018
C8-quality	高级职称人数占全体员工的比率	0.203
C11-quality	专职医疗质量管理部门	0.367
O1-quality	平均CGI疗效指数	0.357
O2-quality	平均住院总费用	−0.009
O4-quality	平均患者总体满意度	0.142

名　　　称		外部权重
O7-quality	平均住院日	−0.109
O8-quality	床位使用率	0.019
P6-quality	患者服药平均品种数	0.014
P7-quality	三级查房	−0.15
P8-quality	心理治疗次数	0.114
P14-quality	医务人员常规接受医疗质量管理的培训	0.339

　　该标准化外部权重结果将作为修正模型的指标权重，来测量32家医院的医疗质量。修正模型的路径系数如表4-18所示。

表4-18　精神专科医院医疗质量评价修正模型运算结果

	路　径　系　数
construct-outcome	0.073
construct-process	0.000（0.000 454）
construct-quality	0.396
construct1-construct	0.753
constuct3-construct	−0.473
construct2-construct	0.083
outcome-quality	0.429
outcome1-outcome	0.904
outcome2-outcome	0.015
outcome3-outcome	−0.141
process-outcome	0.088
process-quality	0.373
process2-process	1.000
process3-process	0.038

（六）修正模型的小结

　　本研究使用PLS-SEM方法，构建了精神专科医院医疗质量实证评价模型，并且在饱和模型的基础上进行了修正，获得了修正模型。

　　在修正模型中，C1（年门诊人次）、C2（年急诊人次）、C3（年出院人次）、C5（医用建筑面积）、C9（不良事件报告系统）、C10（医疗质量管理系统）、C12（患者身份识别系统）、P9（常规身高和体重的监测）、P10（常规血糖的监测）、P11（常规血脂的监测）、P12（常规心电图的监测）、P13（常规肝功能的监测）、O3（平均住院西药费）、O5（平均医患沟通满意度）、O6（平均隐私保护满意度）15个测量指标被删除。

其中，C1（年门诊人次）、C2（年急诊人次）、C3（年出院人次）、C5（医用建筑面积）4项指标体现的是精神专科医院的基本服务能力，其外部权重系数不显著，说明这些指标与最终的医疗质量之间的关系不是特别密切。

C9（不良事件报告系统）、C10（医疗质量管理系统）、C12（患者身份识别系统）3项指标属于医院的常规性信息与管理系统的建设。该3项指标被剔除，并不意味着3项指标不重要，医院不用引起重视。这只是表明该3项指标在各个医院之间的区分度不高，不能用来作为区分医院医疗质量高低的指标。

由于精神科患者长期住院，因此其生命体征的监测，也是不容忽视的。但是数据显示P9（常规身高和体重的监测）、P10（常规血糖的监测）、P11（常规血脂的监测）、P12（常规心电图的监测）、P13（常规肝功能的监测）5项指标的区分度也较高，与医疗质量的联系不够密切，因此也被删除。

O3（平均住院西药费）、O5（平均医患沟通满意度）、O6（平均隐私保护满意度）3项指标可以理解为被其他相关的指标所替代。例如，平均住院西药费可以被平均住院总费用所替代，平均医患沟通满意度和平均隐私保护满意度可以被平均总体满意度所替代。

与专家评价模型相比，在修正模型中，C4（开放床位数）指标的外部权重由正变负，说明在专家们的心目中，精神专科医院的开放床位数越多，表明其服务能力越强，医疗质量应该越好；但是客观数据显示，开放床位数与医疗质量的高低呈负相关关系。这一结果表明，精神专科医院应该更加注重内涵建设，而不是盲目扩张床位规模。

当然，该结果也具有局限性，因为无论是在专家评价模型中，还是在实证评价模型中，开放床位数指标的标化都是正向线性标化。该操作的理论假设就是床位的增加或减少与医疗质量的上升或下降呈线性相关关系。这是正向标化或负向标化所固有问题，床位数与医疗质量的相关性还需要更深入的研究。

与此类似，O8（床位使用率）也存在类似的问题。在专家评价模型中，床位使用率是适中指标，而在实证评价模型中，正向标化的床位使用率与医疗质量呈正相关关系。为了解决该问题，还需要对床位使用率和医疗质量之间的关系进行深入探讨。

O2（平均住院总费用）、O7（平均住院日）、P7（三级查房）3个测量指标的权重方向与专家评价模型中的方向一致，均提示该3项指标越低，医疗质量越好。

第三节 修正评价模型的检验与应用

一、修正模型的检验

修正模型产生后，需要使用相应的检验手段对该模型进行检验，以确认该模型的有效性和显著性。使用Bootstraping的方法，对修正模型的外部权重系数进行检验，结果表明外部权重系数在0.05的水平上均具有显著性。使用Bootstraping的方法，对路径系数进行检验，结果表明路径系数在$\alpha=0.05$的水平上均具有显著性。其中，结构到过程的路径系数（construct-process）具有显著性，说明理论假设1（结构能直接影响过程）成立。其路径系数接近于0，说明影响力非常微弱。

过程到结果的路径系数（process-outcome）具有显著性，说明理论假设2（过程能直接影响结果）成立。结构到结果的路径系数（construct-outcome）具有显著性，说明理论假设3（结构能直接影响结果）也成立。

使用Bootstraping的方法，对间接效应进行检验，结果表明construct1-construct-outcome、construct1-construct-outcome-quality、process2-process-outcome-quality、process2-process-quality 4条间接效应路径在0.05的水平上均具有显著性。使用Bootstraping的方法，对总效应进行检验，结果表明construct1-process、construct3-outcome、construct3-process、construct2-outcome、construct2-process、process2-outcome、process3-outcome 7条总效应路径在0.05的水平上不具有显著性，其余总效应均具有显著性。尤其是结构到过程（construct-process）、结构到结果（construct-outcome）、过程到结果（process-outcome）三者的总效应在0.05的水平上具有显著性，再次说明本研究的3个理论假设为真。但是结构到过程（construct-process）的总效应仍然微弱。

结构、过程、结果对医疗质量的总效应分别为0.427、0.411和0.429。由此可见，为了改善医疗质量，应当首先从改善结果入手，其次是改善结构和过程。另外，将结构、过程、结果对医疗质量的总效应与相对应的路径系数（即直接效应）进行对照，如表4-19所示。

表4-19　结构、过程、结果对医疗质量的总效应与相对应的路径系数

路径	总效应	直接效应	间接效应（总效应—直接效应）
construct-process	0.000	0.000	0
construct-outcome	0.073	0.073	0
process-outcome	0.088	0.088	0
construct-quality	0.427	0.396	0.031
outcome-quality	0.429	0.429	0
process-quality	0.411	0.373	0.038

由此可见,结构到质量和过程到质量两条路径中还存在间接效应,即结构可以通过过程和结果的中介作用来影响医疗质量,同时过程可以通过结果的中介作用来影响医疗质量。但是上述间接效应在总效应中的比重较低,分别为7.26%(0.031/0.427)和9.25%(0.038/0.411)。间接效应的存在,说明在饱和模型中,设置结构到过程、过程到结果、结构到结果的路径完全是必要的。

由于修正模型为形成型模型,因此常规的组成信度和效度指标无法体现。Cronbach's α、组合信度、平均方差萃取量(AVE)均无法计算。

由于实证评价模型的数据均是通过本次调研的问卷获得的,因此可能会存在共同方法变异,拟通过哈门氏单因子检定来进行判断。

整体实证评价模型数据(剔除P1 ~ P5数据)的KMO和Bartlett球形检验的结果为:KMO = 0.154,Bartlett球形检验的χ^2 = 907.411,P < 0.001(见表4-20)。因此,整体实证评价模型数据并不适宜做因子分析。

在本研究中,尚未出现无应答的样本信息。根据无应答偏倚的检定方法,将本研究中的样本按照机构问卷提交的先后顺序,分为前后两组,每组共16家医院。以最有可能在填报上出现无应答偏倚的平均住院日为比较指标。经t检验后,P = 0.236;经秩和检验,P = 0.341,表明先后提交资料的样本医院,在该指标上无显著差异。因此,尚不能认为本研究中存在无应答偏倚。

为了检测模型是否受到测量指标之间及潜变量指标之间多元共线性的影响,需要使用方差膨胀因子(variance inflation factor, VIF)检查多元共线性。在修正模型中,测量指标之间的共线性VIF检查结果如表4-20所示。

表4-20　修正模型的测量指标之间的 VIF 检查结果

	VIF 值		
	二级指标层面	一级指标层面	0级指标层面
C4	2.367	2.432	2.012
C6	2.582	2.819	4.508
C7	1.000	1.103	2.111
C8	1.000	1.172	1.711
C11	1.176	1.204	4.110
P6	1.000	1.035	1.119
P7	1.020	1.022	1.691
P8	1.068	1.093	2.128
P14	1.053	1.055	1.956
O1	1.202	1.281	3.617
O2	1.202	1.332	2.766
O4	1.000	1.062	1.952
O7	1.396	1.618	2.444
O8	1.396	1.504	1.440

由此可见,测量指标在各个层面上的 VIF 值均小于5,满足检验标准,多元共线性不显著。

在修正模型中,潜变量之间的共线性 VIF 检查结果如表4-21所示。

表4-21　修正模型的潜变量指标之间的 VIF 检查结果

	结构	过程	结果	医疗质量
结构		1.154	1.552	1.669
construct1	1.080			
construct2	1.015			
construct3	1.074			
过程			1.504	1.615
process2		1.156		
process3		1.004		
结果				2.334
outcome1			2.062	
outcome2			1.016	
outcome3			1.058	

由上述结果可见,潜变量之间的VIF共线性检查结果显示,所有VIF值均小于5,说明在修正模型中潜变量间的多元共线性不显著。

为了检测修正模型的预测相关性,使用Blindfolding的方法来进行Q^2检验。移除距离(omission distance)取值为7。值得注意的是,Q^2检验有两种计算方式:一种是交互验证重叠度(crossvalidated redundancy),该方法能完美地适用于PLS-SEM;另外一种是交互验证共同性(crossvalidated communality),该方法适用于估计目标内因构念估计分数来预测移除的资料点①。本研究采用第一种算法,计算结果表明,结构维度的Q^2检验结果为0.141 057,过程维度的Q^2检验结果为0.112 858,结果维度的Q^2检验结果为0.175 848,医疗质量维度的Q^2检验结果为0.095 144。Q^2检验显示,结构—过程—结果3个潜变量及医疗质量的整体Q^2结果均大于0,表明修正模型具有预测相关性。但是其值较小,说明预测能力还有待进一步提高,模型还可以进行优化,这需要进一步的研究来寻找更具有预测能力的模型。

本研究中使用Fornell-Lacker准则来检查潜变量之间的区别效度,以区别效度值小于0.7为衡量标准,检查结果如表4–23所示,共有5组潜变量之间的区别效度大于0.7。其中,construct1-construct, process2-process, outcome1-outcome是二级指标与一级指标之间的区别效度稍高,construct-quality, outcome-quality则是一级指标与"医疗质量"间的区别效度稍高于0.7。总体而言,区别效度处于可接受的范围之内(见表4–22)。

二、修正评价指标体系的应用

基于上述分析,将修正模型作为最终的模型,使用正向标准化后的32家医院的实证数据,乘以各个测量指标的外部权重,以获得总分,并进行排序,结果如表4–23所示。

---

① HAIR J F, HULT G T M, RINGLE C M, et al. A primer on partial least squares structural equation modeling(PLS–SEM)[M]. Second Edition. Singapore: Sage, 2017.

表4-22 修正模型中潜变量的区别效度

	结构	construct1	construct2	construct3	过程	process2	process3	结果	outcome1	outcome2	outcome3	医疗质量
结构	1.000											
construct1	**0.880**	1.000										
construct2	0.129	0.093	1.000									
construct3	−0.658	−0.251	0.050	1.000								
过程	0.364	0.253	0.188	−0.324	1.000							
process2	0.363	0.250	0.190	−0.324	**0.899**	1.000						
process3	0.022	0.040	−0.042	−0.022	−0.008	−0.046	1.000					
结果	0.632	0.590	−0.015	−0.346	0.616	0.616	−0.012	1.000				
outcome1	0.584	0.517	−0.077	−0.349	0.577	0.578	−0.030	**0.919**	1.000			
outcome2	−0.017	−0.047	0.165	0.053	−0.078	−0.080	0.115	−0.078	−0.103	1.000		
outcome3	0.005	−0.192	0.064	−0.306	0.132	0.137	−0.062	0.041	0.189	−0.061	1.000	
医疗质量	**0.703**	0.696	0.115	−0.531	0.681	0.681	0.000	**0.709**	0.662	−0.069	0.070	1.000

表4-23 样本医院医疗质量评分及排序情况

编码	总分	总分排序	结构维度总分	结构排序	过程维度总分	过程排序	结果维度总分	结果排序
P01	2.302	2	0.633	6	0.814	3	0.855	1
P02	2.498	1	0.941	4	0.952	2	0.605	3
P03	−0.281	18	−0.117	15	−0.131	17	−0.033	16
P04	−0.045	13	−0.260	21	−0.010	12	0.225	10
P05	−0.769	22	−0.495	25	−0.055	14	−0.218	20
P06	−1.689	32	−0.833	32	−0.360	27	−0.496	30
P07	−1.125	28	0.082	11	−0.368	28	−0.839	32
P08	−1.474	31	−0.571	31	−0.654	32	−0.249	21
P09	0.727	7	0.274	8	0.004	11	0.448	5
P10	−0.260	17	−0.520	27	−0.023	13	0.283	9
P11	1.775	5	1.104	3	−0.141	19	0.812	2
P12	1.781	4	1.476	1	−0.183	21	0.487	4
P13	0.062	12	−0.350	23	0.198	8	0.214	11
P14	−0.392	21	−0.541	29	0.476	5	−0.328	25
P15	−0.248	16	−0.215	18	0.085	10	−0.118	19
P16	−0.818	26	−0.466	24	−0.262	22	−0.090	18
P17	−0.805	25	−0.500	26	−0.430	30	0.124	13
P18	0.570	8	0.093	10	0.378	6	0.099	14
P19	−1.437	30	−0.562	30	−0.485	31	−0.389	27
P20	0.394	9	0.363	7	−0.403	29	0.433	6
P21	1.485	6	1.326	2	−0.133	18	0.292	8
P22	2.135	3	0.681	5	1.054	1	0.400	7
P23	−0.775	23	−0.251	20	−0.102	16	−0.422	28
P24	−1.138	29	−0.522	28	−0.275	24	−0.341	26
P25	−0.348	20	−0.338	22	−0.152	20	0.143	12
P26	0.166	10	−0.240	19	0.706	4	−0.300	24
P27	−0.077	14	0.051	12	0.143	9	−0.271	22
P28	−1.118	27	−0.205	16	−0.345	26	−0.568	31
P29	0.164	11	0.179	9	−0.063	15	0.049	15
P30	−0.128	15	−0.208	17	0.360	7	−0.281	23
P31	−0.783	24	−0.025	14	−0.266	23	−0.492	29
P32	−0.347	19	0.017	13	−0.331	25	−0.033	17

　　将32家医院综合评分总分的排序情况,与专家评价模型的排序结果进行对比,将两项评价结果进行秩相关分析,结果表明:两项评价结果的秩相关系数$r=0.837$,$P<0.001$。这说明修正模型的评价结果与专家评价模型的评价结果高度正相关,两个模型可以相互印证,但是修正模型更为简洁。

　　为了更直观地分析修正模型的评价结果,本研究拟对32家精神专科医院的医疗质量综合评分进行聚类分析,具体聚类分析的方法是使用Ward法,并选择平方Euclidean距离为度量标准的系统聚类。聚类结果如图4-5所示。

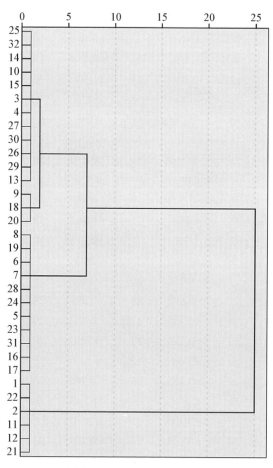

图4-5　样本医院医疗质量综合评分聚类情况

如图4-5所示,32家医院共被聚成4组,其中P1、P22、P2、P11、P12、P21(6家医院)为第一组;P9、P18、P20(3家医院)为第二组;P25、P32、P14、P10、P15、P3、P4、P27、P30、P26、P29、P13(12家医院)为第三组;P8、P19、P6、P7、P28、P24、P5、P23、P31、P16、P17(11家)为第四组。这四组医院的综合评分情况如表4-24所示。

表4-24　四组医院医疗质量评分概况

| 组别 | N | 平均值 | 标准差 | 标准误 | 95% 置信区间 | | 最小值 | 最大值 |
					下限	上限		
1	6	1.996	0.380	0.155	1.597	2.394	1.485	2.498
2	3	0.563	0.167	0.096	0.150	0.977	0.394	0.727
3	12	−0.145	0.199	0.057	−0.271	−0.018	−0.392	0.166
4	11	−1.085	0.329	0.099	−1.306	−0.863	−1.689	−0.769
总计	32	0.000	1.141	0.202	−0.411	0.411	−1.689	2.498

经过正态性检验和方差齐性检验之后,符合使用单因素方差分析的标准。将这四组医院的总分做单因素方差分析,以检验所分的四个组在医疗质量的综合评分上是否存在显著差异。方差分析的结果如表4-25所示。

表4-25　四组医院医疗质量评分方差分析

	平方和	df	均方	F	显著性
组间	38.041	3	12.680	154.645	0.000
组内	2.296	28	0.082		
总计	40.337	31			

方差分析的结果表明,四组医院在医疗质量综合评分的总分上存在显著差异。同理,对结构—过程—结果三个维度的总分分别执行方差分析。结果表明,四组医院在结构质量评分、过程质量评分、结果质量评分上,均存在显著差异。

由此可见,四组医院在结构、过程、结果三个维度上,以及在综合评价总分上,均具有显著差异,说明修正模型评价结果的聚类具有一定的科学性和实用性。

第五章

精神专科医院医疗
质量改进策略

第一节　医疗质量管理工具的使用

为了全面、系统、可持续地提升精神专科医院的医疗质量,一般而言,可以考虑从如下方面着手:大力推广医疗质量管理工具在医院的使用、构建医疗质量监测系统、打造积极的医疗质量文化等。其中,医疗质量管理工具的使用在改善医疗质量的过程中,具有重要的地位与作用,值得精神专科医院大力学习。

医疗质量管理工具是实现医疗质量管理目标,以及医疗质量持续改进而采用的措施、方法和手段。常用的医疗质量管理工具有PDCA循环、品管圈(QCC)、根因分析(RCA)、追踪方法学(TM)、全面质量管理(TQM)等。

一、PDCA循环

PDCA循环是美国质量管理专家休哈特博士首先提出的,由戴明博士采纳、宣传、普及,所以又称戴明环。PDCA循环是指质量管理的四个阶段,即计划(plan)、执行(do)、检查(check)和处理(action)。计划阶段,包括资料收集、资料分析、目标确定和计划制订几个步骤。执行阶段,根据计划进行具体运作,实施计划中的内容。检查阶段,跟踪追查计划的执行情况。处理阶段,对总结检查的结果进行处理,对成功的经验加以肯定,并加以标准化处理;对于失败的教训也要总结,引起重视。P-D-C-A是周而复始的,通过一个循环达成一些目标,未达成的目标或更高的目标,则通过下一个PDCA循环去解决,以此实现螺旋式的上升,如图5-1所示。

PDCA循环可以嵌套使用,在每一个阶段,又可以进行一次循环,从

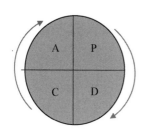

图5-1　PDCA循环示意图

而形成大循环套小循环的结构。大循环是小循环的母体，小循环是大循环的具体分解，如图5-2所示。

　　由于PDCA循环的简洁性、易用性，它已经成为众多医疗质量管理工具的理论基础。例如，品管圈就是在此基础上产生的。

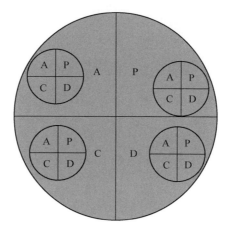

图5-2　PDCA循环嵌套使用示意图

二、品管圈

　　品管圈（quality control circle，简称QCC）是指在同一工作场所，由工作性质相同、相近或相关的人员组成的一个圈组，其目的是通过团队力量，按照一定的活动程序，运用科学统计工具及各种品管手法，解决工作中所产生的问题，或研究工作中的课题。日本管理学大师石川馨教授延续PDCA循环和朱兰教授的品质管理三部曲（计划、控制与改进）的思想，于1962年创立了品管圈活动，因此石川馨教授被誉为"QCC之父"[①]。品管圈以其明显的自主性、广泛的群众性、高度的民主

---

① 刘庭芳，刘勇.中国医院品管圈操作手册［M］.北京：人民卫生出版社，2012.

性、严密的科学性而备受行业人士的青睐。

　　1978年，QCC理论传入我国，主要应用在工业制造领域，在医疗行业的应用则要落后工业领域20年以上，因此到21世纪初医疗行业才产出真正意义上的应用案例。2005年，海南率先提出QCC在全省医疗系统的"全覆盖"目标，仅5年时间，便产出千例成果，引起了国内部分医疗机构和卫生相关部门的关注。随后，上海借鉴海南相对成熟的探索经验，开始分阶段地推广QCC工具，逐步有所产出。2013年，全国首届医院品管圈大赛的举行，使得全国范围内的医疗机构对QCC的应用产生了极大的热情和关注。2017年，西藏自治区产出了该区首例成果，代表着我国医疗机构QCC活动已经实现了地域上的"全覆盖"。2018年，"首届国际医疗质量与安全高峰论坛暨QCC大赛"的举办，标志着我国医疗机构的QCC活动逐步走向世界，并受到国际同行的关注。这意味着该理论成为受众广、效果佳、应用普遍的管理工具。到2019年底，据清华大学医院管理研究院统计，我国大陆医疗机构已产出超过8万例QCC成果，其中产出国家应用型专利500项，参与者逾100万名医护人员，并呈现出持续增长的趋势。国际质量大师、亚洲质量功能展开协会会长新藤久和教授在看了中国医院的QCC研究报告和应用案例之后，感叹中国医院的QCC水平已经超过了QCC的原创国日本[1]。

　　品管圈活动的基本步骤一般是按照PDCA循环的指导思想来展开的，即分为计划、执行、检查和处理四个阶段。专注于问题解决的品管圈活动，一般分为十大步骤，分别是：组织品质团队、主题选定、活动计划拟定、现状把握与目标设定、解析与真因验证、对策拟定、对策实施与检讨、效果确认、标准化、检讨与改进，如图5-3所示。

---

[1]　熊伟，刘庭芳.QFD创新型品管圈：满意感知实现与系统化创新的新模式［M］.北京：中国标准出版社，2020.

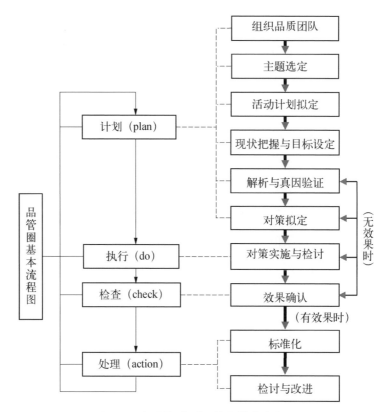

图5-3　问题解决型品管圈基本流程图

以问题解决型的品管圈为例,各阶段的要点如下:

在品管圈的团队成员组织阶段,对于初创期的品管圈,可由单位指派相关人员参与;对于成熟期的品管圈,可以自行组织。每个圈一般配备1名辅导员,1名圈长,7～19名圈员。

辅导员的参考职责为:

(1)创造使品管圈能自主活动的气氛及环境。

(2)负责品管圈组成的催化及协助工作。

(3)对圈活动计划予以指导并给出建议。

(4)改善主题的提示与指引。

(5)进度的控制、改善过程的协助。

(6)参与圈的集会,倡导品管圈活动。

圈长的参考职责为：

（1）领导圈员积极参与活动。

（2）统一全体圈员的观念、做法。

（3）圈活动计划的拟订与执行。

（4）率先接受教育，提升自我能力。

（5）培养后继圈长人选。

（6）向上级报告活动状况，并参与指导活动。

圈员的参考职责为：

（1）积极参与圈的活动。

（2）积极发言、提出自己的意见和创意。

（3）服从群体意见，从事改善活动。

（4）接受教育，设法提升自己的能力。

（5）遵守已订的活动规则从事工作。

（6）通过圈建立良好的人际关系。

在主题选定阶段，选出主题的途径一般有如下几种：

（1）按照医院目标管理的方向。

（2）上级重视、反复提醒的方面。

（3）降低成本或提高效率和品质需求。

（4）患者经常抱怨的问题。

（5）从工作的结果或反省中发现。

（6）从各种调查中发现。

（7）从员工的期盼中发现。

在活动计划拟定阶段，需要决定QCC活动的期限，按时间顺序拟定活动内容，拟定各步骤所需时间，决定活动日程及圈员工作分配，拟定活动计划书，取得上级核准并保持对活动进度的监控。

在现况把握阶段，则需要圈员到问题的现地，针对现物，做现实的观察，即贯彻"三现"原则，以保证QCC活动不脱离工作实际。

在目标设定阶段,对于以实质性的指标来表现的有形目标,也要遵循SMART原则。在计算目标值时,若是设定提高型的衡量指标,则目标值=现况值+(标准值-现况值)×改善重点×圈能力;若是设定降低型的衡量指标,则目标值=现状值-(现状值×改善值×圈能力)。

在解析阶段,则要通过一定的方法挖掘出待解决问题的真因。同时,要注意原因、要因、真因的区别。所有可能导致该问题的因素都可称为原因;根据主观经验或投票所圈选出来的原因则成为要因,即重要的原因;通过实证数据分析,验证出来的要因则为真因,即真正的原因。

确定真因后,就可拟定对策。对策拟定可分5个步骤:

(1)针对真因思考改善对策,用头脑风暴的方式进行讨论。

(2)要确认每条对策内容为长期有效对策,而不是临时对策。

(3)全体圈员对每一对策方案,依可行性、经济性、效益性等维度,按照5/3/1的方式进行赋分,挑选出得分高于总分80%的对策方案。

(4)对拟定的对策进行任务分解,并分配落实到不同组员。

(5)对策拟定后,需获得上级核准方可执行。

在效果确认阶段,必须通过数据对取得的效果进行确认。如果效果不佳,则应重新探讨,也许是原因找错了,也许是对策措施不对,此时应考虑是回到原因解析,还是回到对策拟定。通过PDCA循环,有耐心地推进,终究可以达到预期的效果。

若取得了预期的效果,则需要将对策进行标准化处理,以期将其长期固定下来。即将相关对策固化成为标准流程、制度,以便所有相关人员都能遵守。标准化在品管圈活动中有极为重要的分量,为使对策效果能长期稳定地维持,因此标准化是品管圈改善流程的重要步骤。标准化不是一个孤立的环节,而是一个活动过程。其主要活动就是制定标准,贯彻标准,进而修订标准,又实施标准,如此反复循环,螺旋上升。每完成一次循环,就提高一次标准化水平。最后进入检讨与改进阶段,即把改善过程做全盘性的反省/评价,明确残留的问题或新发生的问题,把今后的具体计划整理出来,定期检查追踪标准化措施的遵守情况,定期核查是否维持了预期的效果。

在完成问题解决型QCC的过程中,最常用的有7种方法:检查表、层别法、柏拉图、直方图、因果图、散布图和管制图。这些方法以数理统计为理论基础,不仅科学可靠,而且比较直观。

检查表是一种利用统计表格对收集到的实证数据进行整理和初步分析的工具,形式多样,主要是作为记录或者点检使用。

层别法就是将同一条件下收集的所有性质相同的数据,归纳在一起进行比较分析。因为在医疗实践过程中,影响医疗质量的因素非常多,如果不把这些因素区别开来,则难以找出变化的规律。例如,按患者就诊时间,就诊科室分层统计患者的就医满意度等。层别法经常与其他的统计分析工具结合起来使用。

柏拉图又称为排列图,该法由19世纪的意大利经济学家柏拉图(Pareto)提出。柏拉图以层别法为前提,经过层别法统计整理之后,才能制成柏拉图。柏拉图使用该图表分析发现,当时意大利的社会财富分布并不均衡,80%的财富集中在20%的人手中,即20/80定律,后人称之为帕累托定律。后来朱兰将柏拉图引入质量管理领域。柏拉图是一种分析和寻找影响医疗质量主要原因的工具,其本质是双直角坐标图,左边的纵坐标表示频数或频率,右边的纵坐标表示累计百分比;横坐标表示影响医疗质量的各项因素,按影响程度的大小,按频数或频率的大小从左向右排列;主体部分是在柱状图的基础上叠加分折线。通过对排列图的观察分析可迅速抓住影响医疗质量的主要原因,如图5-4所示。

直方图又称质量分布图、柱状图,它是表示资料变化情况的一种主要工具。用直方图可以解析出资料分布变化的规律,比较直观地看出产品医疗质量特性的分布状态,便于判断其总体医疗质量分布状况。

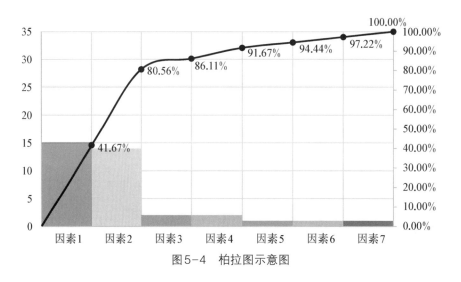
图5-4　柏拉图示意图

　　因果图是以结果作为特性，以原因作为因素，在它们之间用箭头联系表示因果关系。所谓因果图，是将造成某项结果的众多原因，以系统的方式来进行图解，即以图来表达结果（特性）与原因（因素）之间的关系。其形状像鱼骨，又称鱼骨图。因为首先提出这个概念的是日本的石川馨教授，因此因果图又称为石川图。因果图可用于一般管理及工作改善的各种阶段，易于使问题的原因明朗化，从而设计步骤解决问题。一张因果图只能解决一个主要品质问题，有几个主要改善问题，就画几张因果图。鱼骨图可以分为原因分析型和对策型。原因分析型的鱼骨图，其鱼头朝右；对策型鱼骨图，其鱼头在左。医疗质量相关的鱼骨图的分析要点是，首先确定大要因，即大骨，通常包括人员、物料、方法、环境几大方面。大要因必须用中性词描述，如人员方面；而中小要因则必须要有价值判断，如环境太拥挤。需要解决的主要问题与中要因、中要因与小要因之间必须要有直接的因果联系。

　　鱼骨图绘制完成后由圈员投票来选出要因。鱼骨图是一种提取要因的工具，因此参加鱼骨图分析投票的圈员应当具备相对的工作经验，分析结果才易奏效。

　　散布图又叫相关图，它是将同一个事物中两个可能相关的变量数据用点画在直角坐标图上,以此直观地来表示一组成对的数据之间是否存在着相关性。例如患者的年龄与患者的就医满意度之间的关系,患者的受教育水平与患者的医嘱依从性之间的关系,等等。这种关系难以用精确的数学公式或函数关系来表达,但是使用散布图就可以直观地了解到它们之间的联系。在医疗实践中,有些现象和原因之前呈现出明显的规律,但有些现象和原因之间的关联则不容易察觉。我们借助散布图的手法就可以较快速地判断它们之间是否存在联系。

管制图又称为控制图,由美国的贝尔实验室的休哈特(W.A. Shewhart)博士在1924年首先提出。控制图面世之后,就一直是科学管理的一项重要工具,尤其在质量管理方面发挥了重要的作用。控制图是一种有控制界限的图,用来区分引起质量波动的原因是偶然因素还是系统性因素,从而判断生产与服务过程是否处于受控状态。控制图上有三条平行于横轴的直线:中心线(CL, central line)、上控制限(UCL, upper control limit)和下控制限(LCL, lower control limit),并按时间顺序将样本统计量的数值描写在坐标图上。CL、UCL、LCL统称为控制限(control limit),通常控制界限设定为中心线 ± 3 个标准差的位置,中心线即为所需要控制的统计量的平均值。在控制图中,若样本统计量的数值落在UCL与LCL之外或排列不随机,则表明生产与服务过程可能受到系统性因素的影响。

以上简要介绍的 7 种常用的QCC方法,集中体现了医疗质量管理以事实和数据为基础进行判断和管理的特点。这些方法看似简单易懂,但在医疗实践工作中,正确、灵活地应用它们却并不是一件简单的事。

三、根因分析

根因分析的英文全称是root cause analysis,简称RCA,是一种结构化的问题分析与处理方法,通过逐步找出问题的根本原因的方式来解决问题。该方法是一种回溯性的失误分析,于20世纪90年代被引入医院质量管理领域。1997年,根因分析被美国医疗机构评审联合委员会(JCAHO)用于调查医院的不良事件,此后该方法在国际上逐渐受到医院管理者的重视。我国医院管理界也对根因分析的应用进行了众多的探索。

　　根因分析的基本步骤包括:定义问题、收集数据、查找原因、确定根因、确定问题的解决方案、实施方案、确认效果。在进行根因分析之前,首先需用异常事件严重度评估表(见表5-1),来对安全隐患的严重程度进行评估,如果评估结果小于3,说明其对医疗质量与安全存在严重危害,必须采用根因分析来处理①。

表5-1　严重度评估表

频　率	结　果				
	死　亡	极重度伤害	重度伤害	中度伤害	无伤害/轻度伤害
数周	1	1	2	3	3
一年数次	1	1	2	3	4
1～2年一次	1	2	2	3	4
2～5年一次	1	2	3	4	4
5年以上一次	2	3	3	4	4

　　根因分析具有如下的特点:

　　(1)改变传统上只针对单一事件进行处理,治标不治本的缺点。

　　(2)能协助组织找出作业流程及系统设计上的风险或缺点,并采取正确的行动,找出预防措施。

　　(3)分析后得到的信息、经验及知识可以给同业提供参考。

---

① 王静,刘庭芳.现代医院三维工具合成化应用的逻辑关联性探讨及其应用[J].中国医院,2016,20(5):54-57.

（4）可先做事前的防范，预防未来不良事件的发生，具有前瞻性。

四、追踪方法学

追踪方法学（tracer methodology，TM）最早是由生物学示踪研究演变而来，它是通过系统性地观察和了解患者的就诊过程，来直接考查医疗机构的基本设施、管理与服务水平的一种现场评价手段。它重点强调以病人为中心，追踪病人的就医全过程，是一种具有科学性、先进性、可操作性和实用性的过程管理方法。追踪方法根据其对象可以分为个案追踪和系统追踪两种类型。个案追踪是从个别病人就医流程的角度来进行追踪。系统追踪则是从单个系统风险管理的角度来进行追踪。目前采用的系统划分一般为：药物管理系统、医院感染控制系统、医疗质量与患者持续改进系统、设备安全系统。

1973年，Kessener Kalk 将个案追踪引入医疗质量评估和改善。2003年，追踪方法学开始被运用到医院管理的相关领域。美国蒂夫特地区医学中心在员工教育中使用该方法，以期提高医疗质量，从而使医院能够更好地应对相关评审。2004年，追踪方法学被美国医疗机构评审联合委员会（JCAHO）正式确立为医院评审的基本方法之一，并将其应用于各类医疗卫生机构的评审工作之中。2006年，JCI正式将追踪方法学引入整个医院的评审过程中。在第4版JCI医院评审标准中，追踪方法学的应用比例由原来的30%上升到70%。追踪方法学已经被各国广泛地应用到医疗机构评审之中。

我国医院管理领域引入追踪方法学的时间相对较晚。截至2006年，浙江大学医学院附属邵逸夫医院通过JCI医院评审，标志着追踪方法学在我国大陆的正式应用。同年，海南省卫生厅在国内率先成立了独立的第三方医院评审机构，即海南医院评鉴暨医疗质量监管中心。时任中心主任刘庭芳教授，通过研究将JCI的追踪方法学进行本土化，并将本土化后的追踪方法学应用于医院评价之中，取得了良好的效果①。

追踪方法学以查找问题为基本方法,总体而言是采取"看、问、查、追"的流程,首先看到什么情况就问相关的问题,或者查相关的执行情况,对获得的信息进行进一步的追踪。

追踪方法学的应用流程为:启动追踪方法学→了解医院是否开展及如何开展风险管理→以追踪病例个案或相关系统的方式,实地访查医院一线员工及医院各个相关部门的风险管理执行情况→以会议的形式反馈结果,并指出医疗系统和服务流程中的安全隐患。

以个案追踪为例,在实际操作时,需要注意如下问题:

(1)追踪哪些患者?

通常建议追踪门诊或住院的疾病谱中的前五种最常见疾病的患者,或者是病情比较复杂的患者,或者是当日接受手术或检查的患者,或者当日或第二天将出院的患者,或者是接受跨专业、跨科室治疗的患者,或者是与感染预防控制及药物管理有关联的患者,或者是需门诊随访治疗的患者。

(2)追踪访查什么?

通常建议依照病人接受医疗服务的路径进行追踪,查访医疗机构之间、部门之间患者交接情况,评价不同医疗服务之间的整合及协调成效,查找医疗服务过程中的潜在问题。

(3)追踪哪些重点环节?

一般而言,需要追踪如下重点环节:① 住院病人病历;② 病人照护过程,包括直接观察病人照护、给药过程、感染预防控制、照护计划过程;③ 医务人员在环境安全上的尽职情况;④ 营养评估、疼痛评估、康复评估、病人健教、医疗仪器设备维护的情况;⑤ 对工作人员访谈;

---

① 王静,刘庭芳.现代医院三维工具合成化应用的逻辑关联性探讨及其应用[J].中国医院,2016,20(5):54-57.

⑥ 对病人或其家属访谈；⑦ 到急诊室访察。

上述程序意味着评估者将会花费更多的时间来对医疗服务提供者或监护者进行访谈，并直接评估医疗、护理或服务流程，而仅花费少量时间来检查医疗文件。评估者将利用50%～60%的时间来现场跟踪选定的个案病人，评估来自不同部门或科室的医务人员为提供安全、优质医疗服务的合作情况。灵活性是追踪过程的关键，它使评估者的追踪流程或范围更为宽广，并能深入第一线观察医务人员如何落实各项具体作业。如有可能，评估者也会和患者直接交谈以更深入地了解他们的就医感受。评价者通过与员工、患者的交流，以及查看医疗文档等，能全面地了解医院的服务流程。换句话说，追踪可以使评估者通过以病人的角度"看"到治疗、服务过程，然后全面分析提供治疗、护理、服务的医院的整体状况。

五、三维工具组合使用

上述医疗质量管理工具各有特点，为了达到最佳使用效果，可以将这些工具组合起来使用。清华大学医院管理研究院的刘庭芳教授团队基于研究，提出了将追踪方法学、根因分析和品管圈三种工具组合使用的"三维工具合成化应用模型"，如图5-5所示①。

三维工具合成化应用模型，通过追踪方法学能发现医疗系统和服务流程中潜在的安全隐患；通过根因分析能抓住主要矛盾，并提出改善行动计划；通过品管圈活动，能实现医疗质量的持续改进，建立医疗质量改进长效机制。根因分析是一种流程分析，其最终结果是要构建预防意外事件再度发生的机制，优化医疗组织的作业流程和系统设计。根因分析需要耗费大量的时间和精力，成本较高，不适合经常使用。而

---

① 王静，刘庭芳.现代医院三维工具合成化应用的逻辑关联性探讨及其应用［J］.中国医院，2016,20（5）：54-57.

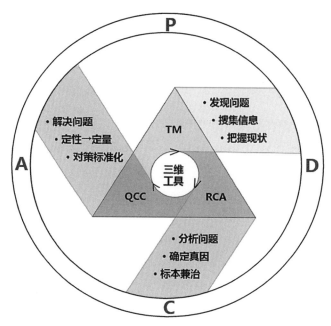

图5-5　三维工具合成化应用模型

品管圈则成本较低、见效快，适合于长期使用。因此，三维工具合成化应用模型，首先运用追踪方法学发现安全隐患和质量问题，然后利用异常事件严重度评估表对其进行评估。若评分小于3分，说明危害严重，必须采用根因分析辨识出最根本的原因，在作业流程和系统设计层面找到解决方案。若评分大于等于3分，则可以采用品管圈开展质量改善活动①。

　　如图5-6所示，在精神专科医院中，通过追踪方法学，发现病房有电路老化导致失火和人员伤亡的风险，利用异常事件严重度评估表进行评估，得分为2，则可以通过根因分析对其分析和处理。若通过追踪方法学，发现患者在急诊室候诊时间超过4小时，利用异常事件严重度评估表进行评估，得分为4，则可以运用品管圈工具对该问题进行处理。

---

① 王静，刘庭芳.现代医院三维工具合成化应用的逻辑关联性探讨及其应用［J］.中国医院，2016，20（5）：54-57.

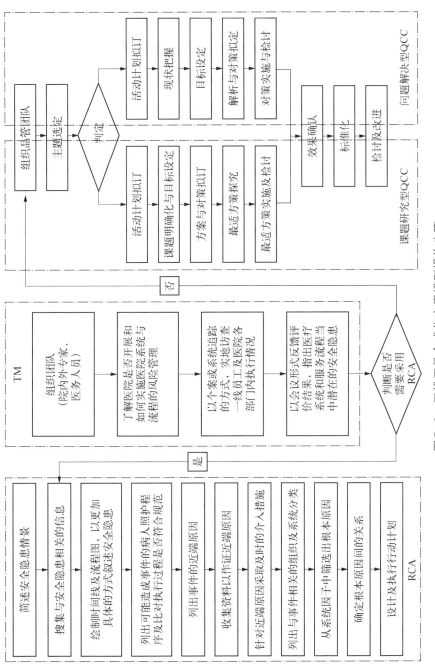

图5-6 三维工具合成化应用模型操作步骤

六、全面质量管理

20世纪50年代末,美国质量管理大师费根堡姆提出了"全面质量管理(total quality management, TQM)"的概念。他认为,全面质量管理是为了能够在最经济的水平上,在充分满足客户要求的条件下生产和提供服务,在维持质量和提高质量的活动中,把各部门整合为一个整体。全面质量管理的核心特征是"三全",即全员参加的质量管理、全过程的质量管理、全面的质量管理。

全面质量管理具有八大原则:① 以顾客为中心。在医疗服务中,则体现为以患者为中心。② 卓越领导。医疗机构的领导者必须充分重视医疗质量的持续改进,并领导医务人员开展医疗质量改进活动。③ 全员参与。这表明医疗机构中的所有人员均需要投入医疗质量的改进活动中。在医疗质量的改进活动中没有局外人。例如,清洁工在负责地面清扫过程中,要注意防止患者滑倒;电梯工在操作电梯的过程中,要注意防止患者被电梯夹到。④ 过程管理。即必须将全面质量管理所涉及的所有活动都作为一个过程来管理。⑤ 系统管理。在开展医疗质量改进的活动中,需要将相互关联的过程组成一个体系来统一管理。⑥ 持续改进。持续改进是全面质量管理的核心思想。顾名思义,对于医疗质量的追求只有更好,没有最好,永无止境。⑦ 以事实为基础。医疗机构的医疗质量改进活动必须建立在对事实进行调查分析的基础之上。⑧ 互利的供方关系。医疗机构和供应商之间保持互利关系,以增进两个组织创造价值的能力。

全面质量管理在第二次世界大战之前,随着制造业和生产力的发展而兴盛起来。20世纪80年代,医疗服务提供者开始探索利用全面质量管理的原则和方法来提高医疗质量,同时降低医疗成本,并取得了良好的效果。因此,美国医疗机构评审联合委员会(JCAHO)将全面质量管理原则纳入其1989年的改革议程。

　　在我国的医疗机构中,不同科室之间、不同医务人员之间的全面质量管理的意识和水平参差不齐,有待进一步从整体上加强。在精神专科医院中,全面质量管理水平普遍弱于综合性医院。精神专科医院亟待运用全面质量管理的方法学,建立系统、科学的全面医疗质量管理体系,以进一步提升医疗质量和患者的安全水平。

第二节　医疗质量监测系统的建设

　　医疗质量监测系统是医疗质量持续提升的基础,没有监测系统提供的信息,医疗质量持续改善活动就偏离了以事实为依据这一基本准则。信息是医疗质量评估的血液,如果监测信息不完整、不准确,将不可避免地会产生医疗质量的虚假图像。因此,建立医疗质量监测系统就显得格外重要。医疗质量监测系统抓取的信息主要来自医疗记录、调查、财务记录、统计报告、直接观察和相关测试等[1]。

一、电子病历记录

　　随着科技的发展,电子病历记录(electronic medical record, EMR)日益普及,在医疗质量监测系统中的作用和地位越来越重要。当有效使用EMR时,EMR可以改善医务人员的临床决策,提高患者和家属的就医满意度,丰富文档记录,并使诊疗过程更加遵守循证指南[2]。目前EMR已扩展到医疗质量的改善工作中。

---

[1] DONABEDIAN A. An introduction to quality assurance in health care[M]. New York: Oxford University Press, 2003.

[2] BLUMENTHAL D, TAVENNER M. The "meaningful use" regulation for electronic health records[J]. The New England Journal of Medicine, 2010, 363(6): 501−504.

　　EMR报告通常可以相对容易地生成,因此医疗机构或者科室能够定期评估医疗质量改进的进展情况。例如,如果一个医疗机构对过去一个月中有多少病人接受了抑郁症量表的筛查感兴趣,那么EMR系统可以瞬间生成这些数据。医疗机构不再需要从其他数据中归纳出结果,也不再需要对纸质图表进行冗长的审查。因此,EMR极大地提升了医疗数据的数量、质量和可用性[1]。EMR系统还可以提醒使用者注意临床上有代表意义的错误或潜在的不良事件,这对于预防医疗错误或意外事件具有重大的作用。

　　在过去数十年中,EMR得到了广泛而快速的发展。EMR还有助于医疗机构和医务人员将患者根据风险类别进行分类管理。通过适当的准备,EMR系统可以成为一个更强有力的工具。医疗机构可以通过它来评估精神卫生医疗服务的质量,并为有关最佳医疗实践的路径研究做出贡献。

二、信息共享

　　人们普遍认为,在医疗机构的科室之间甚至医疗机构之间共享相关患者的信息,是十分关键的,有助于保证医疗服务的连续性。虽然目前的精神专科医院越来越广泛地应用EMR系统,但是机构之间的信息共享应用十分有限,这使得医疗服务的连续性难以保证。一个强大的信息共享系统不仅能协调医疗机构之间的医疗服务,还有助于对医疗服务结果进行测量。强大的信息系统基础设施的建设对医疗质量的提升至关重要。

　　为了构建跨机构共享的信息系统,则需要具备如下条件:通过适当的安全措施来保护患者的隐私安全; 为EMR制定统一、协调的标准;

---

① WILLIAM O'DONOHUE, ALEXANDROS MARAGAKIS. Quality improvement in behavioral health[M]. Switzerland: Springer International Publishing, 2016.

建立一个以互联网为基础的医疗信息共享网络,以方便医疗机构交换信息;明确信息共享的具体用途和范围。

在全国或者区域层面上建立信息共享平台,除了成本因素之外,还面临着信息收集、编码、分类和行政数据交换方面的挑战。而信息标准的不统一则是一个尤其突出的障碍。将这些数据标准化不可能一蹴而就,需要一个持续而长期的过程,同时随着科学知识、临床实践和信息需求的变化,信息标准也需要不停地迭代更新。

三、患者家属调查

医疗机构和医务人员可以通过电话、邮件等多种方式从患者和患者家属中获取信息。这些信息可以是全新的,也可以是对病历中出现内容的验证或补充。

与患者及其家属的交谈或询问可以让我们了解他们对所接受的医疗服务的感受,以及如何改进的意见与建议。2017年12月25日至27日,我们对全国范围内的32家精神专科医院进行了问卷调查,共收集了1 780例精神病住院患者及1 780名家属的样本特征,其中182例因资料缺失而被排除在外。最后,对1 598名家庭成员的数据进行了分析,分析结果显示,家属对患者住院服务的总体满意度较高,为93.84%,按照满分25分计算,平均分为23.46。其中,东北地区总满意度得分最高,其次是东、中、西部地区。患者的疗效和住院费用,是影响家属满意度的重要因素。此外,心理治疗的次数、专业人员的配备比例也是与家属的满意程度相关的因素①。这表明,对于精神专科医院而言,对患者家属的调查是一种可行并且有效的医疗质量监控方式。

---

① FENG JIANG, LINLIN HU, RUIPING ZHAO, et al. Satisfaction of family members with inpatient psychiatric care and its correlates: a national survey in China[J]. BMC Psychiatry, 2019, 19(1): 427.

四、构建监测系统

医疗质量的监测,按照监测的时间点来划分,可以分为实时监测和回顾性监测。实时监测是发生在医疗服务的过程之中,与医疗服务行为同步进行。例如,临床医生在查房的同时,也在不断地评估患者的病情变化,通过患者的状况来判断自己的治疗方案是按计划进行还是需要调整。为了实时检测,通常需要安排一系列复杂的监测仪器,因此实时监测在精神专科医院一般不太适用。回顾性监测一般来说是通过审查患者的病历记录,并根据病历和其他信息对医疗质量做出判断。回顾性监测可以教会人们从错误中吸取教训,并在将来做得更好。

医疗质量监测系统的组织结构可以是简单的,也可以是庞大且精细的,这取决于医疗机构做医疗质量监测工作的规模。

为了构建医疗质量监测系统,应该系统地管理整个监测工作的规划、协调、指导和实施。该项目管理的领导权应该委托给具有相关知识、经验和组织协调能力的领导者。此外,领导者还应该有权访问系统或组织中最高级别的相关信息。只有这样,与医疗质量相关的信息才能在制度和程序方面带来必要的变化①。当医疗机构引入一项更充分、更全面的医疗质量改进活动时,必须考虑它与已经到位的医疗质量改进活动的协调性。除了促进内部联系外,医疗机构的医疗质量监测工作还需要对外部的要求做出反应。例如,接受医院评审、医院评价、医院绩效考核等。

五、监测结果的应用

当通过医疗质量监测系统来促进医疗质量的持续改善时,需要考虑到一些长期性应用,如相关制度的调整。因为有些制度的调整需要

---

① DONABEDIAN A. An introduction to quality assurance in health care[M]. New York: Oxford University Press, 2003.

很长时间才能最终完成,与此相对应,相关制度调整的效果也会延迟出现。其中最基本的调整是提供数量充足、高质量的医疗资源,如增加精神科医生、心理治疗师、护士的数量等。在长期性应用中,需要避免因为短期未见效就否定调整与改进措施的做法。

在更重要的长期调整中,还包括激励机制的调整,以使优秀的医疗服务质量得到认可和奖励,同时要改善现有较低的医疗服务质量。在理想的情况下,医疗服务质量应该与医务人员的职业生涯规划建立起联系,而不仅仅只是经济上的联系。只有这样,医疗质量监测系统的结果才会越来越受到重视。

六、提升医疗质量的其他策略与建议

为了持续提升医疗质量,除了前文所述的策略之外,精神专科医院还需要在日常管理中做到进一步的精细化。

(一)改进诊断和评估

目前需要多种策略来提高精神疾病的诊断准确性,加强循证医学在精神疾病诊治中的应用。首先,现有的以证据为基础的诊断工具和评估量表在实践工作中还需要加强推广,正如循证医学所要求的那样。其次,应鼓励临床医生使用标准化的临床评估工具来持续、系统地评估患者的症状,并准确解析评估的结果。

(二)加强医疗质量管理的教育

医务人员是医疗机构中最重要的资源,对提高医疗质量至关重要。然而,医务人员的教育在许多领域都存在或多或少的不足,在医疗质量的持续改进方面更是如此。在我国医学生的学历教育中,以及医务人员的继续教育阶段,罕有医疗质量管理相关课程的提供。这使得医务人员的医疗质量管理和持续改善的知识主要通过在实践工作中逐渐积累,呈现出碎片化、不系统的特点。因此,需要在学历教育中嵌入医疗质量管理课程,在医学继续教育网络中增加医疗质量管理内容,在日常工作中加强医疗质量管理的培训与督导,形成立体、连续、全面的医疗质量管理培训体系,以此来提高医务人员改善医疗质量的能力。

(三) 利用互联网等技术手段提升精神卫生服务的连续性

随着大型公共卫生突发事件的出现,部分患者获取精神卫生服务将会存在一定的困难。因此,利用互联网等现代手段,延续精神卫生服务将成为一种选择。除了电话之外,诸如微信等互联网手段也可以用于评估、诊断和随访精神疾病患者。事实上,互联网对于精神疾病患者而言可能特别有用,因为精神卫生服务主要是通过问诊和观察来进行,不太需要直接的身体接触。因此,新兴的通信技术恰好能充当媒介,一定程度上延续精神卫生服务提供的时间和空间。然而,使用互联网等手段来提供精神卫生服务时存在着一些风险,例如个人隐私泄露等问题,对此需要格外注意。

(四) 营造持续改进医疗质量的积极文化氛围

虽然提高医疗质量的传统方法,如检查和问责是必不可少的,并且对保证基本的医疗质量具有重要影响,但这些方法是一把双刃剑。当过度使用时,可能会滋生不必要的麻烦,例如虚假地或选择性地报告结果。此外,还可能会产生一种责备文化,导致医务人员对持续改进质量活动产生抵触心理。

积极的文化氛围则不同,它鼓励医务人员持续学习提升医疗质量的知识与技能并付诸实践。它强调通过反馈和学习来提升医疗质量,而不仅仅是被动地依赖医疗质量的监测。在积极的文化中,允许人们犯错,让人们能自由地报告医疗服务过程中可能的、潜在的或已经发生的危险、错误和缺陷,从而为医疗质量的持续改进提供了可能,因为每一个潜在的缺陷都是一个可以改进的机会。

附录1
第一轮改良德尔菲法征求意见问卷

尊敬的专家：

　　您好！鉴于您的学识与成就，我们诚邀您参与本次专家调查。

　　我们正在开展"利用改良德尔菲法建立精神专科医院医疗质量综合评价指标体系"的研究，其目的是要开发出科学实用的精神专科医院医疗质量综合评价体系，并使用对应的评估工具对目标医院进行评估。

　　在对相关的文献资料进行归纳整理及进行专家访谈后，研究人员撰写了本调查问卷，特向您征求意见。

　　本问卷共有三方面内容：第一部分，专家基本情况调查表；第二部分，精神专科医院医疗质量综合评价指标体系征求意见表；第三部分，专家权威程度调查表。

　　希望您能在两周内将表格邮回，课题研究人员将对您的意见进行统计分析。您的所有信息将会得到严格的保密。期待您的回复。

精神专科医院医疗质量综合评价课题组

2017年11月

第一部分
专家基本情况调查表

　　请您根据自身的状况，在您认为符合的一栏中打"√"，若想进行深入阐述，请另做标记。

姓名：	年龄：
单位：	科室：
手机：	E-mail：
职称：① 正高　② 副高　③ 中级	
行政职务： ① 正司（局、厅）长　② 副司（局、厅）长 ③ 正处长　④ 副处长　⑤正院长　⑥ 副院长　⑦ 正科主任 ⑧ 副科主任　⑨ 无　⑩ 其他（请注明）	
最高学历：① 博士　② 硕士　③ 本科　④ 专科	
研究生导师资格：① 博士生导师　② 硕士生导师	
您目前主要从事的工作领域是： ① 临床医学　② 临床护理　③ 公共卫生　④ 医院管理 ⑤ 卫生行政管理　⑥ 科学研究　⑦ 其他（请注明）	
您从事该领域工作的年限：	
您大约有多少时间直接服务于患者： ① 无或＜10%　② 10%～24%　③ 25%～49%　④ 50%～74%　⑤ ＞75%	
备注：	

第二部分
精神专科医院医疗质量综合评价指标体系
征求意见表

医疗质量直接影响到患者的安全，医疗质量的改善可以有效减少各种危险因素，改善患者的预后，让患者受益。WHO 对医疗质量的定义是，能为患者提供最佳结局，并使患者获益最大化、风险最小化，高效合理地利用资源，达到较高的患者满意度和健康状况，从而实现最佳的卫生保健服务。

美国学者 Avedis Donabedian 于 1968 年首次提出了质量评价三层次理论，即结构、过程、结果。此后，在医疗质量与患者安全的研究与实践中，基本上采用了这一评价框架。结构是提供医疗服务时所用到的各种资源,包括人员、技术、仪器和药品等,是构成质量的基础条件。医疗服务中的各种活动构成了过程。而结果则是结构和过程综合作用的反映,是医疗服务引起患者健康状态的变化。

在文献研究和专家访谈的基础上,本课题研究人员拟定精神专科医院医疗质量综合评价的分析框架,并基于此框架,本着"科学、客观、灵敏、实用、可测量"的原则,按照SMART的标准,拟定了候选指标池。请您对每个候选指标和医疗质量的"相关性"和测量的"可行性"进行评价。相关性的评分采用9分制(1~9分),1分表示该条目和医疗质量与患者完全不相关,9分表示非常相关,视觉标尺如下:

1	2	3	4	5	6	7	8	9

完全不相关　　　　　　　　　　　　　　　　　　　非常相关

指标系统在被确认之后,将被转化成调查问卷。调查问卷将由三个部分构成(机构信息、被调查住院患者的医疗信息、被调查住院患者的满意度),并由医疗机构填写机构相关的信息,由调查员协助医师填写被调查住院患者的医疗信息,由被调查住院患者自己填写满意度量表。其中,住院患者抽取调查当天正在办理出院手续的患者。

若您认为,上述指标体系中的某个条目无法通过相应的调查问卷来评定,则判断为N,表示该指标无法通过本次调查来测量;反之则判断为Y,表示该指标可以通过本次调查来测量。若您对指标条目有修改意见或者需要新增指标条目,请填写在指标修改意见的栏目中。

附表1　精神专科医院医疗质量综合评价指标体系候选指标

	指　标	内　涵	相关性 (1~9)	可行性 (Y/N)
一级指标	1. 结构质量	提供医疗服务时所用到的各种资源		
	2. 过程质量	医疗服务中的各种活动		
	3. 结果质量	医疗服务的结果		

	指　标	内　涵	相关性 （1～9）	可行性 （Y/N）
二级指标	1.1　服务能力	医院拥有的医务人员数量等		
	1.2　组织与信息系统	医疗质量管理组织和信息系统等		
	2.1　病情评估	对患者病情做全面及时的评估		
	2.2　医疗过程	对患者的诊断与治疗过程		
	2.3　副反应监测	相关躯体指标的监测		
	2.4　医疗质量管理培训	全院医务人员医疗质量管理培训		
	3.1　治疗效果	患者的健康状态改善情况		
	3.2　住院费用	患者住院的花费		
	3.3　患者满意度	患者对住院服务的满意程度		
	3.4　医疗效率	医院提供医疗服务的效率		
三级指标	1.1.1　年门诊人次	年度门诊人次		
	1.1.2　年急诊人次	年度急诊人次		
	1.1.3　年急诊留观人次	年度急诊留观的人次		
	1.1.4　年出院人次	年度出院的人次		
	1.1.5　开放床位数	医院开放床位数		
	1.1.6　医用建筑面积	医院医用建筑的面积		
	1.1.7　全院员工总数	全院在册员工的总数		
	1.1.8　卫生专业技术人员数	全院卫生专业技术人员的总数		
	1.1.9　高级职称人数	全院高级职称的人数		
	1.2.1　不良事件报告系统	医院不良事件报告系统的数量		
	1.2.2　医疗质量管理信息系统	医院医疗质量管理信息系统的数量		
	1.2.3　专职医疗质量管理部门	医院专职医疗质量管理部门的人数		
	1.2.4　患者身份识别系统	附着在患者身上的身份识别系统的数量		
	2.1.1　入院时躯体疾病评估	入院几个工作日内接受躯体疾病的评估		

（续表）

	指　标	内　涵	相关性（1～9）	可行性（Y/N）
三级指标	2.1.2　入院时精神疾病共病评估	入院几个工作日内接受精神疾病共病的评估		
	2.1.3　入院时社会功能状态评估	入院几个工作日内接受社会功能的评估		
	2.1.4　入院时人格评估	入院几个工作日内接受人格评估		
	2.1.5　自杀风险评估	入院几个工作日内接受自杀风险的评估		
	2.2.1　患者服药平均品种数	患者出院时带药品种数量		
	2.2.2　三级查房	入院几个工作日内接受三级查房		
	2.2.3　心理治疗次数	日均接受心理治疗的次数		
	2.3.1　常规身高和体重的监测	身高体重的监测周期		
	2.3.2　常规血糖的监测	血糖的监测周期		
	2.3.3　常规血脂的监测	血脂的监测周期		
	2.3.4　常规心电图的监测	心电图的监测周期		
	2.3.5　常规肝功能的监测	肝功能的监测周期		
	2.4.1　医务人员常规接受医疗质量管理的培训	全院医务人员接受医疗质量管理方面培训的次数		
	3.1.1　平均CGI疗效指数	患者出院时的疗效指数评估		
	3.1.2　疾病严重程度的变化	患者出院时疾病严重程度变化的评估		
	3.2.1　平均住院总费用	患者住院的总体费用		
	3.2.2　平均治疗费用	患者住院的治疗费用		
	3.3.1　平均总体满意度	患者住院的总体满意度		
	3.3.2　平均医患沟通满意度	患者对医患沟通方面的满意度		
	3.3.3　平均隐私保护满意度	患者对隐私保护方面的满意度		

（续表）

	指　　标	内　　涵	相关性 （1～9）	可行性 （Y/N）
三级指标	3.4.1　平均住院日	医院的平均住院日		
	3.4.2　年床位周转率	医院的床位周转率		
	3.4.3　床位使用率	医院的床位使用率		

指标修改意见与建议：

第三部分
专家权威程度调查表

请在附表2选择您对指标内容的熟悉程度，并在相应的空格中打"√"。

附表2　您对指标内容的熟悉程度

① 不了解	② 不太熟悉	③ 一般	④ 较熟悉	⑤ 熟悉

请在附表3中选择各项依据对您的评分判断的影响程度，并在相应的空格中打"√"。

附表3　您的判断依据与程度

判　断　依　据	影　响　程　度		
	大	中	小
理论分析			
工作经验			
对国内外同行的了解			
直觉			

附录2
第二轮改良德尔菲法征求意见问卷

尊敬的专家：

您好！感谢您对第一轮专家问卷咨询的大力支持。

我们正在开展"利用改良德尔菲法建立精神专科医院医疗质量综合评价指标体系"的研究，其目的是要开发出科学实用的精神专科医院医疗质量综合评价体系，并使用对应的评估工具对目标医院进行评估。

在第一轮专家问卷咨询的基础上，经过统计学分析，结合专家的意见，对指标体系进行了调整，由此形成了目前版本的指标体系。请您给予评价意见。

希望您能在两周内将表格邮回，课题研究人员将对您的意见进行统计分析。您的所有信息将会得到严格的保密。期待您的回复。

精神专科医院医疗质量综合评价课题组

2017 年 12 月

精神专科医院医疗质量综合评价指标体系
征求意见表

医疗质量直接影响到患者的安全，医疗质量的改善可以有效减少各种危险因素，改善患者的预后，让患者受益。WHO 对医疗质量的定义是，能为患者提供最佳结局，并使患者获益最大化、风险最小化，高效合理地利用资源，达到较高的患者满意度和健康状况，从而实现最佳的卫生保健服务。

美国学者Avedis Donabedian于1968年首次提出了质量评价三层次理论，即结构、过程、结果。此后，在医疗质量与患者安全的研究与实践中，基本上采用了这一评价框架。结构是提供医疗服务时所用到的各种资源，包括人员、技术、仪器和药品等，是构成质量的基础条件。医疗服务中的各种活动构成了过程。而结果则是结构和过程综合作用的反映，是医疗服务引起患者健康状态的变化。

在第一轮问卷调查的基础上，本课题研究人员拟定目前版本的候选指标池，同时也报告了第一轮调查中每个指标的评价结果。其中"1.1.3年急诊留观人次""3.1.2疾病严重程度的变化""3.4.2年床位周转率"，三项指标被删除。"1.1.8卫生专业技术人员数"修改为"卫生专业技术人员占全体员工的比率"；"1.1.9高级职称人数"修改为"高级职称人数占全体员工的比率"。

请您对每个候选指标和医疗质量的"相关性"和测量的"可行性"进行评价。

相关性的评分采用9分制（1～9分），1分表示该条目和医疗质量与患者完全不相关，9分表示非常相关，视觉标尺如下：

1	2	3	4	5	6	7	8	9

完全不相关   非常相关

指标系统在被确认之后，将被转化成调查问卷。调查问卷将由三个部分构成（机构信息、被调查住院患者的医疗信息、被调查住院患者的满意度），并由医疗机构填写机构相关的信息，由调查员协助医师填写被调查住院患者的医疗信息，由被调查住院患者自己填写满意度量表。其中，住院患者抽取调查当天正在办理出院手续的患者。

若您认为，上述指标体系中的某个条目无法通过相应的调查问卷来评定,则判断为N,表示该指标无法通过本次调查来测量;反之则判断为Y,表示该指标可以通过本次调查来测量。若您对指标条目有修改意见或者需要新增指标条目,请填写在指标修改意见的栏目中。

附表4 精神专科医院医疗质量综合评价指标体系候选指标

	指 标	内 涵	第一轮平均分	相关性(1~9)	可行性(Y/N)
一级指标	1. 结构质量	提供医疗服务时所用到的各种资源	8.17		
	2. 过程质量	医疗服务中的各种活动	8.33		
	3. 结果质量	医疗服务的结果	8.78		
二级指标	1.1 服务能力	医院拥有的医务人员数量等	8.39		
	1.2 组织与信息系统	医疗质量管理组织和信息系统等	8.28		
	2.1 病情评估	对患者病情做全面及时的评估	8.78		
	2.2 医疗过程	对患者的诊断与治疗过程	8.17		
	2.3 副反应监测	相关躯体指标的监测	8.67		
	2.4 医疗质量管理培训	全院医务人员医疗质量管理培训	8.67		
	3.1 治疗效果	患者的健康状态改善情况	8.17		
	3.2 住院费用	患者住院的花费	7.19		
	3.3 患者满意度	患者对住院服务的满意程度	7.72		
	3.4 医疗效率	医院提供医疗服务的效率	7.67		
三级指标	1.1.1 年门诊人次	年度门诊人次	7.89		
	1.1.2 年急诊人次	年度急诊人次	7.39		
	1.1.4 年出院人次	年度出院的人次	7.61		
	1.1.5 开放床位数	医院开放床位数	7.44		
	1.1.6 医用建筑面积	医院医用建筑的面积	7.72		

（续表）

	指　标	内　涵	第一轮平均分	相关性（1～9）	可行性（Y/N）
三级指标	1.1.7　全院员工总数	全院在册员工的总数	7.17		
	1.1.8　卫生专业技术人员占全体员工的比率	全院卫生专业技术人员占全体员的比率	7.07		
	1.1.9　高级职称人数占全体员工的比率	高级职称占全体员工的比率	7.10		
	1.2.1　不良事件报告系统	医院不良事件报告系统的数量	8.50		
	1.2.2　医疗质量管理信息系统	医院医疗质量管理信息系统的数量	8.50		
	1.2.3　专职医疗质量管理部门	医院专职医疗质量管理部门的人数	8.39		
	1.2.4　患者身份识别系统	附着在患者身上的身份识别系统的数量	8.50		
	2.1.1　入院时躯体疾病评估	入院几个工作日内接受躯体疾病的评估	8.78		
	2.1.2　入院时精神疾病共病评估	入院几个工作日内接受精神疾病共病的评估	8.61		
	2.1.3　入院时社会功能状态评估	入院几个工作日内接受社会功能的评估	8.61		
	2.1.4　入院时人格评估	入院几个工作日内接受人格评估	8.22		
	2.1.5　自杀风险评估	入院几个工作日内接受自杀风险的评估	8.78		
	2.2.1　患者服药平均品种数	患者出院时带药品种数量	7.78		
	2.2.2　三级查房	入院几个工作日内接受三级查房	8.50		
	2.2.3　心理治疗次数	日均接受心理治疗的次数	8.06		
	2.3.1　常规身高和体重的监测	身高体重的监测周期	7.44		
	2.3.2　常规血糖的监测	血糖的监测周期	8.00		
	2.3.3　常规血脂的监测	血脂的监测周期	7.89		

（续表）

	指　　标	内　　涵	第一轮平均分	相关性（1～9）	可行性（Y/N）
三级指标	2.3.4　常规心电图的监测	心电图的监测周期	8.22		
	2.3.5　常规肝功能的监测	肝功能的监测周期	8.44		
	2.4.1　医务人员常规接受医疗质量管理的培训	全院医务人员接受医疗质量管理方面培训的次数	8.61		
	3.1.1　平均CGI疗效指数	患者出院时的疗效指数评估	8.39		
	3.2.1　平均住院总费用	患者住院的总体费用	7.12		
	3.2.2　平均治疗费用	患者住院的治疗费用	7.00		
	3.3.1　平均总体满意度	患者住院的总体满意度	7.83		
	3.3.2　平均医患沟通满意度	患者对医患沟通方面的满意度	7.89		
	3.3.3　平均隐私保护满意度	患者对隐私保护方面的满意度	8.17		
	3.4.1　平均住院日	医院的平均住院日	7.33		
	3.4.3　床位使用率	医院的床位使用率	7.50		

指标修改意见与建议：

附录3
层次分析法征求意见问卷

尊敬的专家：

您好！感谢您对前两轮专家问卷咨询的大力支持。

我们正在开展"利用改良德尔菲法建立精神专科医院医疗质量综合评价指标体系"的研究，其目的是要开发出科学实用的精神专科医院医疗质量综合评价体系，并使用对应的评估工具对目标医院进行评估。

经过两轮专家问卷咨询，研究小组确定了精神专科医院医疗质量综合评价指标体系。为了确定每条指标的权重，本研究拟采用层次分析法进行调查。

希望您能在两周内将表格邮回，课题研究人员将对您的意见进行统计分析。您的所有信息将会得到严格的保密。期待您的回复。

精神专科医院医疗质量综合评价课题组

2018年1月

精神专科医院医疗质量与患者安全指标体系
层次分析法调查表

填表说明：

层次分析法是美国运筹学家匹茨堡大学教授Saaty于20世纪70年代初所提出的一种层次权重决策分析方法。

请您依据1～9的标度对精神专科医院医疗质量与患者安全指标

体系中的所有要素,展开分别比较。Saaty 标度法当中的重要性标度值,如附表5。

附表5 重要性标度含义表

重要性标度	含 义
1	两个元素比较,前者*与后者**同等重要
3	两个元素比较,前者比后者稍微重要
5	两个元素比较,前者比后者较强重要
7	两个元素比较,前者比后者强烈重要
9	两个元素比较,前者比后者极端重要
2,4,6,8	均是上述内容当中的两相邻判断的中间值
倒数	假设元素C和D间的重要性比值是 a_{cd},那么元素D和C间的重要性比值是 $a_{dc} = 1/a_{cd}$

前者*:指判断表格中左侧纵列中的指标;后者**:指判断表格中横向排列的表头中的指标。

期待您能够关注不同指标在层级当中的相应重要性,在此基础上,进行比较,并依据最终的重要性程度,标记其标度值。比如:一级指标当中,结构与结果相比,您若判断前者的重要性是较强的,则您就在对应的地方填5;您若判断后者的重要性是较强的,则您就在对应的地方填1/5。一张表格中,您只需填写左下侧的一半(涂成灰色的部分),右上侧的一半由倒数自动生成,不用填写(涂成黑色)。

精神专科医院医疗质量与患者安全
指标体系层次分析法调查表
(正文)

注意:灰色空格中所填数字,一般为1~9的自然数,或其倒数。

1. 一级指标专家层次分析评定表

前者 \ 后者	结　构	过　程	结　果
结构	1		
过程		1	
结果			1

2. 二级指标专家层次分析评定表

2-1　结构

前者 \ 后者	医院服务能力	组织与信息系统
医院服务能力	1	
组织与信息系统		1

2-2　过程

前者 \ 后者	病情评估	医疗过程	副反应监测	医疗质量管理培训
病情评估	1			
医疗过程		1		
副反应监测			1	
医疗质量管理培训				1

2-3　结果

前者 \ 后者	治疗效果	住院费用	患者满意度	医疗效率
治疗效果	1			
住院费用		1		
患者满意度			1	
医疗效率				1

3. 三级指标专家层次分析评定表
3-1 医院服务能力

前者＼后者	年门诊人次	年急诊人次	年出院人次	开放床位数	医用建筑面积	全院员工总数	卫生技术人员占比	高级职称占比
年门诊人次	1							
年急诊人次		1						
年出院人次								
年出院例数			1					
开放床位数				1				
医用建筑面积					1			
全院员工总数						1		
卫生技术人员占全体员工的比率							1	
高级职称人数占全体员工的比率								1

3-2 组织与医疗信息系统

前者＼后者	不良事件报告系统	医疗质量管理信息系统	专职医疗质量管理部门人数	患者身份识别系统
不良事件报告系统	1			
医疗质量管理信息系统		1		
专职医疗质量管理部门人数			1	
患者身份识别系统				1

3-3 病情评估

前者＼后者	入院时躯体疾病评估	入院时精神疾病共病评估	入院时社会功能状态评估	入院时人格评估	自杀风险评估
入院时躯体疾病评估	1				
入院时精神疾病共病评估		1			

（续表）

前者＼后者	入院时躯体疾病评估	入院时精神疾病共病评估	入院时社会功能状态评估	入院时人格评估	自杀风险评估
入院时社会功能状态评估			1		
入院时人格评估				1	
自杀风险评估					1

3-4　医疗过程

前者＼后者	患者服药平均品种数	三级查房	心理治疗次数
患者服药平均品种数	1		
三级查房		1	
心理治疗次数			1

3-5　副反应监测

前者＼后者	常规身高和体重的监测	常规血糖的监测	常规血脂的监测	常规心电图的监测	常规肝功能的监测
常规身高和体重的监测	1				
常规血糖的监测		1			
常规血脂的监测			1		
常规心电图的监测				1	
常规肝功能的监测					1

3-6　住院费用

前者＼后者	平均住院总费用	平均住院西药费用
平均住院总费用	1	
平均住院西药费用		1

3-7　患者满意度

前者＼后者	平均总体满意度	平均医患沟通满意度	平均隐私保护满意度
平均总体满意度	1		
平均医患沟通满意度		1	
平均隐私保护满意度			1

3-8　医疗效率

前者＼后者	平均住院日	床位使用率
平均住院日	1	
床位使用率		1

问卷调查到此结束！

感谢您的大力支持！

附录4
机构调查表

《医疗机构执业许可证》上登记的机构全称：

序号	调查内容	结果
1	2016年累计门诊人次	
2	2016年累计急诊人次	
3	2016年出院人次	
4	医院开放床位数	
5	医院医用建筑面积（m²）	
6	全院员工总数	
7	医院卫生专业技术人员总数	
8	医院高级职称人数	
9	医院不良事件报告系统数量	
10	医院医疗质量管理信息系统数量	
11	医院专职医疗质量管理部门人数	
12	附着在患者身上的身份识别系统数量	
13	2016年医护人员接受院级层面的医疗质量改进培训的次数	
14	2016年次均住院费用	
15	2016年次均住院西药费用	
16	2016年医院的平均住院日（天）	
17	2016年医院的床位使用率（%）	

"机构概况"填表负责人签名：　　　　　　　联系电话：

填表日期：　　　年　　月　　日　　　　　　（医院签章）

附录5
患者调查表（医生部分）

医院机构全称：＿＿＿＿＿＿＿＿＿＿＿＿

患者姓名的拼音：＿＿＿＿＿＿＿＿＿＿＿

患者年龄：＿＿＿＿＿＿＿＿＿＿＿＿＿＿

患者性别：1-男　　　2-女

患者婚姻状况：1-未婚　　2-已婚　　3-离异　　4-丧偶

患者受教育状况：1-小学　　2-初中　　3-高中　　4-中专/中技/技工学校　　5-本/专科　　6-研究生及以上

患者所在病区：＿＿＿＿＿＿＿＿＿＿＿＿

出院日期：＿＿＿＿＿＿＿＿＿＿＿＿＿

入院日期：＿＿＿＿＿＿＿＿＿＿＿＿＿

序号	问　　题	内　容
1	患者入院时的身高（cm）	
2	患者入院时的体重（kg）	
3	患者入院后第几个工作日接受躯体疾病的评估	
4	入院时患者的躯体疾病诊断名称（基于ICD-10）	
5	患者入院后第几个工作日接受精神疾病共病的评估	
6	出院时患者的精神疾病诊断（基于ICD-10）	
7	患者入院后第几个工作日接受社会功能的评估	
8	患者入院后第几个工作日接受人格评估	
9	入院时患者的人格诊断（基于ICD-10）	
10	患者入院后第几个工作日接受自杀风险评估	

序号	问　　题	内　容
11	入院后第几天患者接受三级医生查房	
12	是否为强制入院	
13	是否是首次住精神专科医院	
14	住院期间接受心理治疗的次数	
15	出院时患者带药的种类数（精神科治疗药物）	
	药物1化学名称：　　　　　　药物1日剂量： 药物2化学名称：　　　　　　药物2日剂量： 药物3化学名称：　　　　　　药物3日剂量： 药物4化学名称：　　　　　　药物4日剂量： 药物5化学名称：　　　　　　药物5日剂量：	
16	入院时患者的社会功能（GAF）评分（1～90分） 注释：功能大体评定量表（global assessment function，GAF），是GAS的翻版。分成（1～90分）9个等级，分数愈高，病情愈轻。81～90分没有症状或症状极微（如临考前轻度焦虑）；71～80分社会、职业或学习能力仅有轻微损害；61～70分存在轻度症状或是社交、职业或学习功能的某一方面有些困难；51～60分中度症状或是社交、职业或学习能力中度损害；41～50分严重症状或是社交职业或学习功能严重损害；31～40分现实检验或语言交流有某些损害或是工作、学习、家庭关系、判断、思维或心境的几方面严重损害；21～30分行为明显受妄想或幻觉的影响或是言语交流或判断的严重损害；11～20分有伤害自己或他人的危险，或是有时不能维持起码的个人卫生；1～10分持续存在严重的自伤或伤人的危险，或是长期不能维持起码的个人卫生	
17	入院时患者的疾病严重程度（0无病；1轻；2中；3重；4极重）	
18	住院期间患者多长时间接受一次身高体重的监测（天）	
19	住院期间患者多长时间接受一次血糖的监测（天）	
20	住院期间患者多长时间接受一次血脂的监测（天）	
21	住院期间患者多长时间接受一次心电图的监测（天）	
22	住院期间患者多长时间接受一次肝功能的监测（天）	
23	本次住院的付费方式［1-公费医疗（机关事业单位有编制员工医疗保障），2-城镇职工医保，3-城镇居民医保，4-城乡居民医保，5-新农合，6-商业保险，7-医疗救助，8-自费］	
24	出院院时患者的疾病严重程度（0无病；1轻；2中；3重；4极重）	
25	本次住院的总体疗效（1显效；2有效；3稍有效；4无效或恶化）	
26	本次住院的药物副反应（1无；2轻；3中；4重）	

附录6
患者调查表（患者部分）

　　您好！非常感谢您参与这项调查！

　　我们正在开展患者满意度的第三方评估，您的真实回答将帮助我们了解我国医疗服务的状况及满意度。我们会对您的个人信息严格保密。

　　感谢您的积极参与！

　　您姓名的拼音：＿＿＿＿＿＿＿＿＿＿＿＿＿

序号	问　　题	内容
1	您对本次住院期间医患沟通的满意程度（1很不满意；2不满意；3一般；4满意；5很满意）	
2	您对本次住院期间隐私保护的满意程度（1很不满意；2不满意；3一般；4满意；5很满意）	
3	您对本次住院的总体满意度（1很不满意；2不满意；3一般；4满意；5很满意）	

　　您对本次住院服务的其他意见与建议：＿＿＿＿＿＿＿＿＿＿＿＿＿

参考文献

［1］曹荣桂.医院管理学［M］.北京：人民卫生出版社,2003.

［2］杜栋,庞庆华,吴炎.现代综合评价方法与案例精选［M］.北京：清华大学出版社,2015.

［3］国家卫生健康委员会.2017年国家医疗服务与质量安全报告［M］.北京：人民卫生出版社,2018.

［4］郭秀华.实用医学调查分析技术［M］.北京：人民军医出版社,2005.

［5］景波,张勇,吴昊,等.大型综合性医院医疗质量管理的思考［J］.中华医院管理杂志,2010（4）：276-279.

［6］刘丹红,徐勇勇,甄家欢,等.医疗质量及其评价指标概述［J］.中国卫生质量管理,2009（2）：57-61.

［7］陆林.沈渔邨精神病学：第6版［M］.北京：人民卫生出版社,2018.

［8］刘庭芳.中外医院评价模式分析与启示［J］.中国护理管理,2012,12（1）：10-13.

［9］刘庭芳."围评价期"医院评价理论与实证研究［J］.中国医院,2011,15（5）：20-24.

［10］刘庭芳."围评价期"理论革新医院评价［J］.中国医院院长,2010（11）：74-77.

［11］刘庭芳,刘勇.中国医院品管圈操作手册［M］.北京：人民卫生出版社,2011.

［12］刘维学.系统评价指标体系与灰色模糊评价模型构建［J］.计算机技术与发展,2013,23（10）：193-196.

［13］李岩.医疗质量评估与监测［M］.北京：北京大学医学出版社,2007.

［14］美国医疗机构评审国际联合委员会.美国医疗机构评审国际联合委员会

医院评审标准：第6版［M］.北京：中国协和医科大学出版社,2017.

［15］宋亚如,孙蓉蓉,陈园园,等.医疗质量管理指标现状研究与展望［J］.江苏卫生事业管理,2018(8)：919-921.

［16］孙宏鹏,刘美娜.风险调整原理及在医学中的应用［J］.中国卫生统计,2013,30(6)：885-886.

［17］孙振球.医学统计学：第3版［M］.北京：人民卫生出版社,2002.

［18］田飞.用结构方程模型建构指标体系［J］.安徽大学学报(哲学社会科学版),2007(6)：92-95.

［19］汪海琴,王伟,严非,等.国际医疗质量评价指标体系的比较分析［J］.中国卫生资源,2018(5)：456-460.

［20］汪应洛.系统工程：第2版［M］.北京：机械工业出版社,2003.

［21］吴国松,毛静馥,杨凤娟,等.医疗质量模型及其评价指标体系［J］.解放军医院管理杂志,2018(2)：137-140.

［22］吴明隆.SPSS统计应用实务：第1版［M］.北京：中国铁道出版社,2000.

［23］王惠文,付凌晖.PLS路径模型在建立综合评价指数中的应用［J］.系统工程理论与实践,2004(10)：80-85.

［24］王一任,孙振球.医用综合评价方法研究进展［J］.中南大学学报(医学版),2005(2)：228-232.

［25］王震坤,桑舒平,宇传华.基于PLS-结构方程的中国区域卫生绩效评价探索性研究［J］.中国卫生事业管理,2014(9)：647-651.

［26］薛薇.统计分析与SPSS的应用［M］.北京：中国人民大学出版社,2005.

［27］萧文龙.超强的商业武器：实战SPSS统计学［M］.北京：中国水利水电出版社,2015.

［28］辛有清,聂广孟,潘习龙,等.我国综合医院医疗质量评价体系中的弊端［J］.中国医院管理,2011(10)：21-22.

［29］杨土保.医学科学研究与设计：第2版［M］.北京：人民卫生出版社,2013.

［30］曾光.现代流行病学方法与应用［M］.北京：北京医科大学中国协和医科大学联合出版社,1996.

［31］中国医院协会.三级综合医院评审标准实施细则(2011年版)［ M ］.北京: 人民卫生出版社,2011.

［32］中国医院协会.三级精神病医院评审标准实施细则(2011年版)［ M ］.北京: 人民卫生出版社,2012.

［33］朱士俊.医院管理学: 质量管理分册［ M ］.北京: 人民卫生出版社,2011.

［34］张颜, 程华刚, 石兴莲.医疗质量内涵及评价指标研究进展综述［ J ］.中国卫生质量管理,2016(3): 40−43.

［35］BARDACH N S, BURKHART Q, RICHARDSON L P, et al. Hospital-based quality measures for pediatric mental health care［ J ］. Pediatrics, 2018, 141(6).

［36］BERWICK D, GODFREY A J R. Curing health care［ M ］. San Francisco: Jossey-Bass Publishers, 1990.

［37］DENG L, YANG M, MARCOULIDES K M. Structural equation modeling with many variables: a systematic review of issues and developments ［ J ］. Frontiers in Psychology, 2018, 25(9): 580.

［38］DILLON W R, MCDONALD R. Summed scales and what is a "reflective" or "formative" indicator?［ J ］. Journal of Consumer Psychology, 2001, 10 (1): 64−65.

［39］FITCH K, BERNSTEIN S, AGUILAR M, et al. The RAND/UCLA appropriateness method user's manual［ M ］. Santa Monica: Rand, 2001.

［40］GUINOT C, LATREILLE J, TENENHAUS M. PLS Path modelling and multiple table analysis. Application to the cosmetic habits of women in Ile-de-France［ J ］. Chemometrics and Intelligent Laboratory Systems, 2001, 58(2): 247.

［41］HAIR J F, RINGLE C M, SARSTEDT M. PLS−SEM: indeed a silver bullet［ J ］. Journal of Marketing Theory and Practice, 2011, 19(2): 139−151.

［42］HAWJENG CHIOU. When PLS meets with SEM: issues and dialogues ［ J ］. The Journal for Quantitative Research, 2011, 3(1): 1−34.

［43］ HERMANN R C, CHAN J A, PROVOST S E, et al. Statistical benchmarks for process measures of quality of care for mental and substance use disorders［J］. Psychiatric Services, 2006, 57（10）: 1461－1467.

［44］ HERMANN R C, REGNER J L, ERICKSON P, et al. Developing a quality management system for behavioral health care: the Cambridge Health Alliance experience［J］. Harvard Review of Psychiatry, 2000, 8（5）: 251－260.

［45］ HOMMEL I, VAN GURP P J, TACK C J, et al. Perioperative diabetes care: development and validation of quality indicators throughout the entire hospital care pathway［J］. BMJ Quality & Safety, 2016, 25（7）: 525－534.

［46］ HUANG Y, WANG Y, WANG H, et al. Prevalence of mental disorders in China: a cross-sectional epidemiological study［J］. The Lancet Psychiatry, 2019, 6（3）: 211－224.

［47］ HAIR J F, HULT G T M, RINGLE C M, et al. A primer on partial least squares structural equation modeling（PLS－SEM）［M］. Second Edition. Singapore: Sage, 2017.

［48］ KAPLAN R S, NORTON D P. The balanced scorecard—measures that drive performance［J］. Harvard Business Review, 1992, 70（1）: 71－79.

［49］ LAZAR E J, FLEISCHUT P, REGAN B K. Quality measurement in healthcare［J］. Annual Review of Medicine, 2013（64）: 485－496.

［50］ ROTAR A M, VAN DEN BERG M J, KRINGOS D S, et al. Reporting and use of the OECD Health Care Quality Indicators at national and regional level in 15 countries［J］. International Journal for Quality in Health Care, 2016, 28（3）: 398－404.

［51］ SAXENA S, LORA A, MORRIS J, et al. Mental health services in 42 low- and middle-income countries: a WHO-AIMS cross-national analysis［J］. Psychiatric Services, 2011, 62（2）: 123－125.

［52］ SHIINA A, IYO M, IGARASHI Y. Defining outcome measures of hospitalization for assessment in the Japanese forensic mental health scheme: a Delphi study[J]. International Journal of Mental Health Systems, 2015, 28(9): 7.

[53] U.S. INSTITUTE OF MEDICINE. Crossing the quality chasm: a new health system for the 21st century[M]. Washington, DC: National Academies Press, 2001.

索 引